別冊 the Quintessence

最新歯科用レーザー
その特長と応用

Catalogue & Technique

クインテッセンス出版

CONTENTS

- 7　歯科用レーザー，どの機種が各疾患に最適か？〜本誌刊行によせて　津田忠政

- 15　当社はバイオフィルムの問題に取り組んでいきます　有限会社　ウェイブレングス
- 19　PowerLase™ST4（Nd:YAG レーザー）の適応症とその実際　中島京樹

- 27　これからの診療のスタイル　長田電機工業　株式会社
- 31　オサダ ライトサージ3000（半導体レーザー）の適応症とその実際　西山俊夫
- 36　オサダ エルファイン400（Er:YAG レーザー）の適応症とその実際　石丸和俊／石丸美和子

- 41　使いやすさを追求！ エア冷却機能搭載のパルス Nd:YAG レーザシステム　株式会社　松風
- 45　ネオキュア7200（Nd:YAG レーザー）の適応症とその実際　永井茂之

- 53　使い勝手のよさと快適な治療環境を実現　株式会社　デニックス・インターナショナル
- 57　Denics Laser Nd:compact（Nd:YAG レーザー）の根尖病巣への応用　行田克則／松山智子

- 65　炭酸ガスレーザーMobile Laser C05Σ／Panalas C05Σ　パナソニック デンタル　株式会社
- 69　Mobile Laser C05Σ（炭酸ガスレーザー）の臨床活用法について　増崎雅一／金原由布子／岸　廣彦／下尾嘉昭
- 74　Panalas C05Σ（炭酸ガスレーザー）の歯科再生療法域での適応症とその実際　横手優介

- 79　光＋水＝心地よい治療　HOYA フォトニクス　株式会社
- 83　デントライト（Er:YAG レーザー）の適応症とその実際　永井茂之

- 91　レーザー歯科治療の主流となりうる Er:YAG（エルビウム・ヤグ）レーザーを考察する　株式会社　モリタ
- 95　Erwin Adverl（Er:YAG レーザー）の特徴と臨床応用　山本敦彦

- 103　日常臨床のさまざまなシーンで活用できる　株式会社　ヨシダ
- 107　OPELASER（炭酸ガスレーザー）の適応症とその実際　日髙豊彦

- 115　INDEX

協賛メーカー／執筆者一覧（あいうえお順：敬称略）

●編集委員
津田忠政
（東京都港区開業）

●協賛メーカー
有限会社　ウェイブレングス
長田電機工業　株式会社
株式会社　松風
株式会社　デニックス・インターナショナル
パナソニック デンタル　株式会社
HOYA フォトニクス　株式会社
株式会社　モリタ
株式会社　ヨシダ

●執筆者
石丸和俊／石丸美和子
（神奈川県川崎市開業）

永井茂之
（東京都品川区開業）

中島京樹
（茨城県東茨城郡開業）

行田克則／松山智子
（東京都世田谷区開業）

西山俊夫
（神奈川県小田原市開業）

日髙豊彦
（神奈川県川崎市開業）

増崎雅一／金原由布子／岸　廣彦／下尾嘉昭
（東京都北区開業）

山本敦彦
（大阪府富田林市開業）

横手優介
（兵庫県姫路市開業）

歯科用レーザー，どの機種が各疾患に最適か？
～本誌刊行によせて

津田忠政

本誌編集委員
東京都開業　ツダデンタルオフィス
連絡先：〒107-0062 東京都港区南青山2-12-2

①う蝕予防
②う蝕治療
③歯内治療
④歯周治療
⑤疼痛緩和
⑥口腔外科
⑦補綴領域
⑧審美歯科
⑨インプラント領域
⑩その他

図1 歯科用レーザーの可能な治療．機器やアプローチの仕方はそれぞれ違っているが，広範囲にわたっている．

はじめに

いまやレーザーはパソコンなどやCDプレーヤー，オーディオ機器をはじめオフィスのプリンタ，スキャナ，さらに軍事機器にまで使用されるようになっている．また，このように目にみえてわかる応用のほかに，製品を加工するものやコンビニ等にあるバーコードシステムなど，われわれの直接気づかない所でもレーザーは生活になくてはならない重要な働きをしている．なかでも，インターネットに代表される情報通信の分野では，近年やり取りされる情報が爆発的に増え続けていて，これに対応すべく光通信の整備が急ピッチで進められている．周知のごとく，光通信では半導体レーザーや光ファイバー，あるいは各種の光学系素子が使われているが，さらなる低コストをめざし，日々努力が続けられている．現在，IT産業のめざましい広がりがあるなか，光通信はこの産業の基盤となっている．

さて，1960年にMaimannによってレーザーが初めて発振されて以来，数多くのレーザーに関する機器が開発され，さまざまな領域でその応用がなされてきた．医療分野でも，レーザーの初めての発振の翌年，眼科領域での応用がなされ，著しい発展をみせた．歯科領域においては，口腔内の条件の難しさから，その研究，応用が一時中断されて遅れた感があったが，新しい機器の開発や応用がつぎつぎとなされるようになり，今日のように40,000台以上のレーザー機器が歯科医療のなかで使用されている．

レーザーの歯科領域における歴史を考えてみると，レーザーの研究がわが国で始まった1970年代，初めて臨床に応用された1980年代，そして実際多くの臨床家に各種レーザーが使用されている現在と分けられるように思われる．このような広がりをみせているとき，その現状をつぶさに把握しておくことは重要なことである．各種レーザーが日常の臨床のなかで使用され，この領域のなかで数多くのさまざまな意見があるなか，どの機種が最適であるかを語ることは重要なことであると同時に実は難しい．いくつかの歯科の領域ではそれが解明されつつあるが，光そのものがわかっていないことと，近年新しい媒体の使用や応用法が開発され，単にレーザーと生体の吸収帯から最適なレーザーを語ることができなくなっている現状があるからである．基礎研究イコール臨床にならないケースもあり，この辺はすべてを総合してみて考えたり，また時間が解決してくれる場合もあるだろう．

このようななか，いまの段階での各種レーザーの難しい評価を以下に筆者なりにまとめてみたい．

1．歯科におけるレーザーの使用領域

現在，歯科におけるレーザーの使用領域はかなり広範囲にわたっていることが知られている．う蝕予防から窩洞形成，歯周疾患，審美領域，外科までに至り，各種レーザーの応用はさまざまであるように

[う蝕予防]

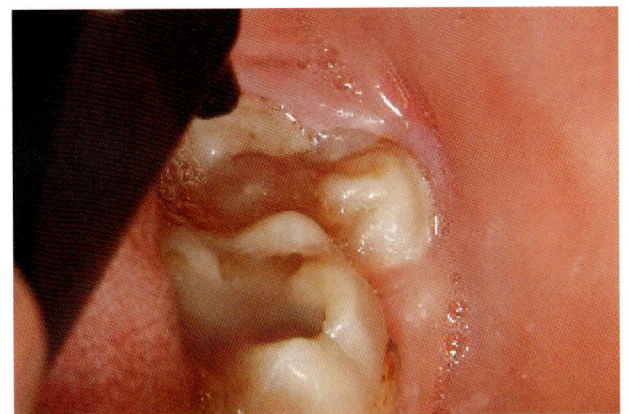
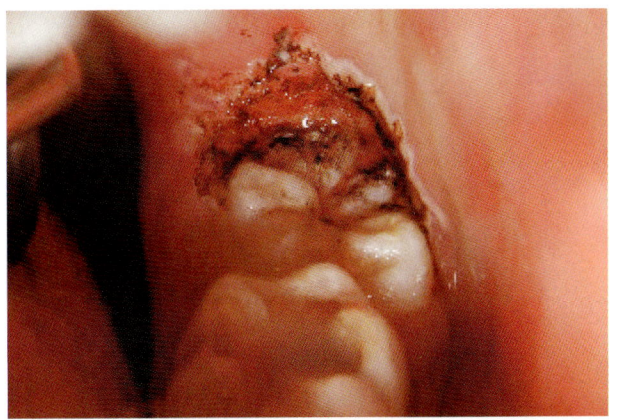
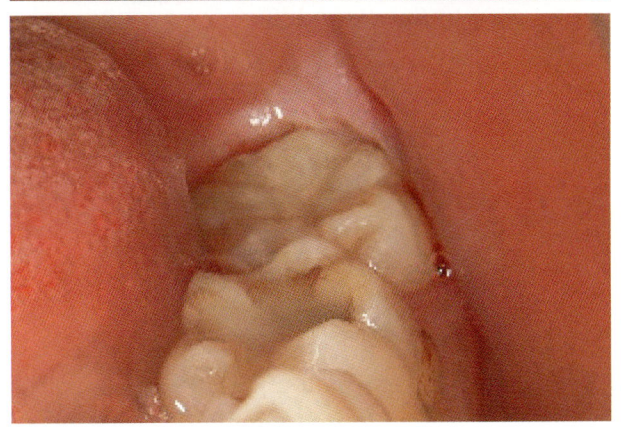

図2	図3
	図4

図2　歯肉が|7の遠心から被っている．疼痛あり．炭酸ガスレーザーを照射するところ．
図3　炭酸ガスレーザーにより麻酔下にて蒸散直後．
図4　照射後2週．過剰な歯肉が切除されたのみでなく，歯の遠心部にはレーザーによる耐酸性ができている．

思われる(図1)．

1）う蝕予防から窩洞形成

　う蝕予防に関する基礎的研究は歴史もあり，かなり実証されている領域の1つである．SternとSognnasによってのルビーレーザーによるう蝕予防効果の研究[1]に始まり，山本らのNd:YAGレーザーによる研究[2]，さらに炭酸ガスレーザーによりエナメル質に耐酸性が付与されるという研究[3]など，かなり多くの研究を散見できる(図2〜4)．そこでは，実際のカルシウムと燐のモル濃度の比率が変わるためであるとか，う蝕発生の初発部位の小孔がレーザーの熱効果により閉鎖されるためであるなど，またエナメル質内の水分がレーザー照射により消失したり，有機質が変化してエナメル質内部の拡散を抑制するなど，さまざまな機序が報告されている．臨床に関しては山田の発表[4]もあり，その効果の実証がなされて興味深いものがある．

　窩洞形成おいてはいくつかの媒体の水分吸収率が高く，10μmと3μmにそのピークがあり，10μmにおいては炭酸ガスレーザー，3μm近郊においてはEr:YSGGレーザー，Er,Cr:YSGGレーザー，Cr,Nd:YSGGレーザー，Er:YAGレーザーなど，さまざまな媒体が硬組織に応用可能であるといわれている．現在，実際の臨床に応用されているものはEr,Cr:YSGGとEr:YAGレーザーが主であり，研究報告はEr:YAGレーザーのものが多い．この2者の歯に対する作用機序は若干違っている．どちらも水分吸収率が高いことはいうまでもないが，Er:YAGレーザーが，対象とする組織の水分に吸収され，その冷却のために水をかける機構に対して，Er,Cr:YSGGレーザーは冷却のみでなく，照射するレーザー光がかける水分にまでエネルギーが吸収されて微小爆発が起こり，これが二次的に対象物の破壊につながるというものである(図5〜7)．

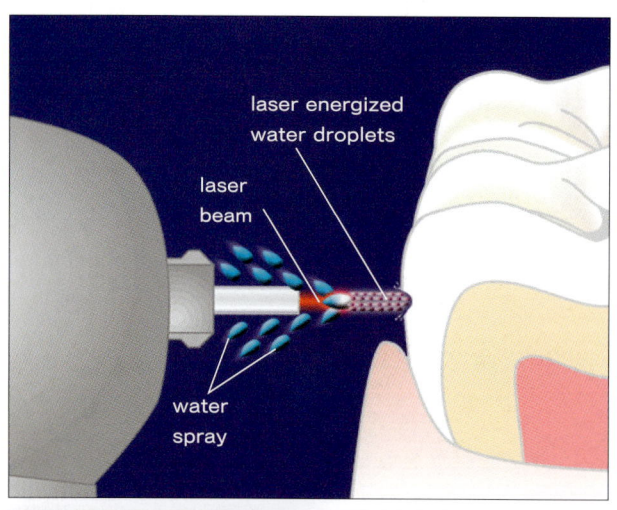
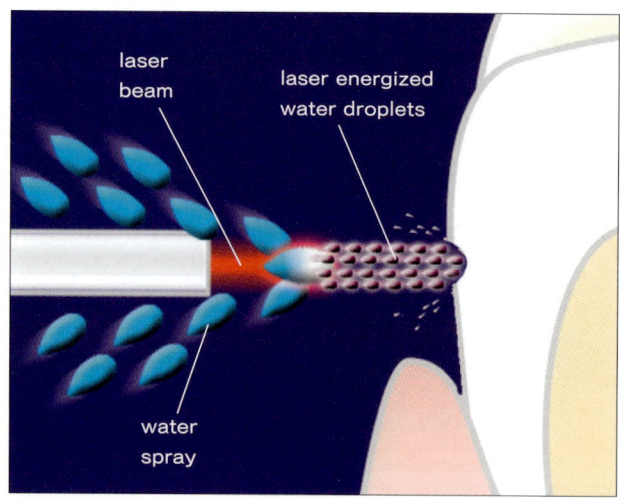
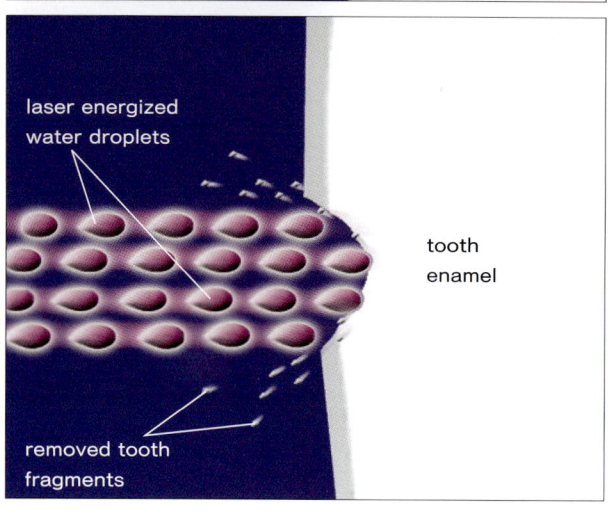

図5｜図6
図7

図5〜7　Er, Cr：YSGG レーザーは冷却のみでなく，照射するレーザー光がかける水分にまでエネルギーが吸収されて微小爆発が起こり，これが二次的に対象物の破壊につながる．

2）疼痛緩和

　従来より，レーザーには基本的に消炎作用があるとされ，疼痛緩和のために使用されることがある．歯科用レーザーはおよそすべての機種がその作用をもっていると思われるが，どの機種が優位であるという研究はほとんどない．よって，最適機種がどれかということはいえないが，基礎研究は低出力の半導体レーザーがもっとも多く，Nd：YAG レーザーがこれに続く．ここのところ，Er, Cr：YSGG レーザーの照射による素早い鎮痛効果の症例も散見する（図8〜10）．どの波長領域が消炎鎮痛作用にすぐれているかということに関しての解明は，今後に託されている．

3）根管治療

　根管治療に関しては多くの研究をみることができる．その用途は根管内の消毒，殺菌，根尖周囲組織の活性化，根尖病巣の無菌化，さらに外科的歯内療法への応用など幅広い．考え方としては，根管内等の目的とする部位にレーザー光が到達することが望ましく，基本的に根管への応用が多い．その径を考えると導光はファイバーのものが望ましいことはいうまでもない．Dederich らは Nd：YAG レーザーの導光がファイバーであるために使用しやすいであろうといっているし[5]，Gutknecht は歯科に用いられるレーザーは基本的に殺菌性をもつが，実際の根管内に作用して細管内のバクテリアを死滅させるには，浸透性の高いレーザーがよいという発表[6]をしている．

［疼痛緩和］

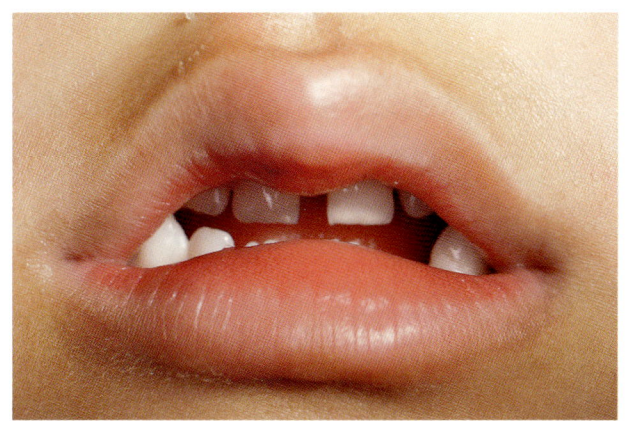
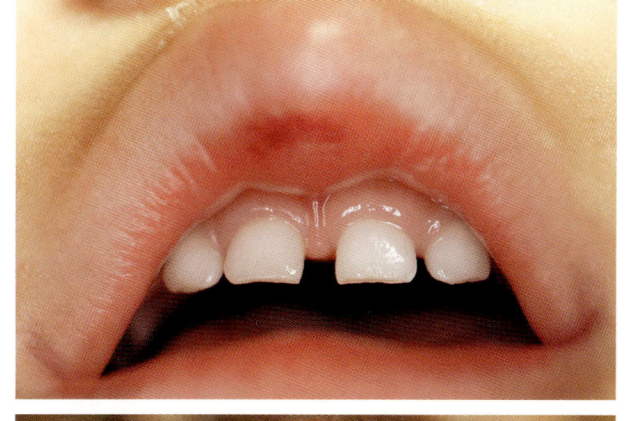
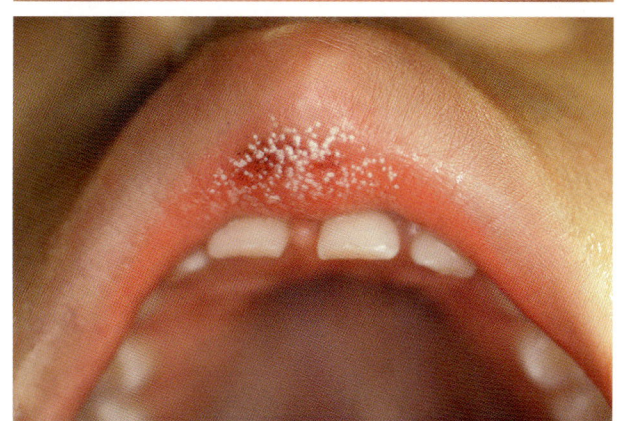

図8｜図9
　　｜図10

図8　椅子に上口唇をぶつける．腫脹，疼痛あり．
図9　内口唇に歯による切り傷が認められる．
図10　Er, Cr：YSGGレーザー照射（0.25W，Air10%，Wat．0%）．レーザー照射後即疼痛は消失．

　しかしながら，浸透性の少ないレーザーに関しても，根管拡大の可能性のあるレーザーもあり，殺菌性のみを期待するものだけではない．また，炭酸ガスレーザーはファイバーでなくとも，照射によりある一定の水に吸収され，酸化還元電位が低くなり，殺菌性をもつ可能性を秘めている．つまり，湿潤した根管内に使用すれば，その水分によって効果がでることも考えられ，一部の臨床家の間で臨床応用されている．ただし，現在のところその効果がレーザーによるものかどうかが明らかでなく，より多くの基礎研究を行われる必要があると考えている．

4）歯周疾患

　歯周疾患へは，歯石除去，急性歯槽膿瘍，再生療法の一部に応用されている．歯石除去に関しては，Er：YAGレーザーやNd：YAGレーザーが使用可能で，数多くの論文のみることができる．しかしなが

ら，実際の臨床に応用されている例はそれほど聞かれない．これは時間がかかったり，テクニックが思いのほか難しく，手によるスケーリングのほうが優位であるとの考えからであろうと考える．また，レーザーの照射によるエンドトキシンの失活や，通常の歯周外科治療後において長い接合上皮にしないようにフラップをあけた内面に炭酸ガスレーザーの照射を行い，上皮の進入を遅くして，修復治療を期待する方法（de-epithelization）に関する研究もある．ただし，何回もフラップをあけて照射しないと上皮が何面にも進入することからも，実際の臨床にどれほど応用可能かは疑問のところがある．
　現在，主に応用されているのはキュレッタージや急性発作への応用，また歯周外科処置後の照射による消炎鎮痛効果などである．また，その発表もさまざまではあるが　Nd：YAGレーザーによるものが多い傾向にある．

[歯の漂白]

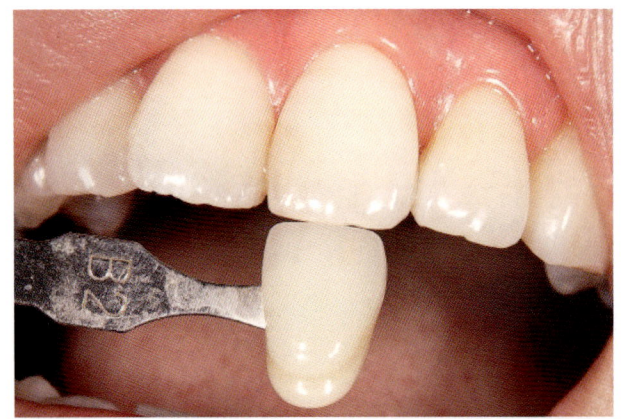

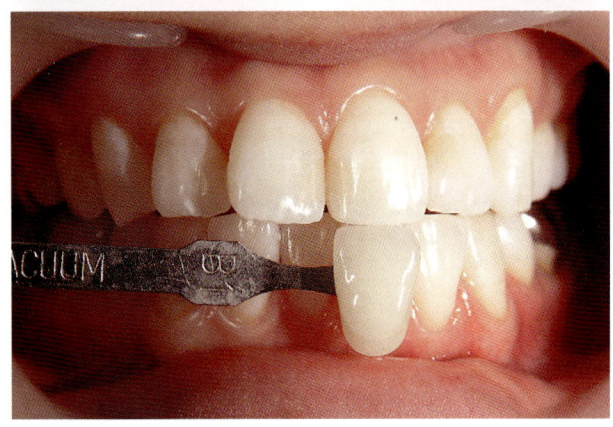

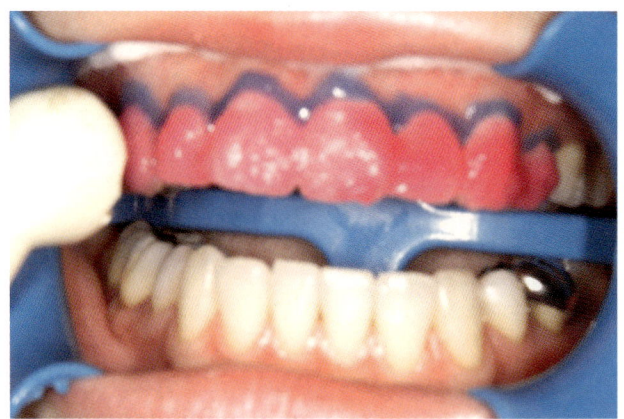

図11 図12
図13

図11 シェードをみて記録.
図12 アルゴンレーザーによる漂白を行う.
図13 2回の来院で漂白. B2→B1.

5) 審美

　審美領域で現在レーザーを応用しているものに, 歯の漂白, メラニン色素沈着の除去, 歯肉整形などがあげられる. 漂白は歯髄に対する反応や過酸化水素, 過酸化尿素の吸収帯から考えるとアルゴンレーザーが推奨されるが, 最近では半導体レーザーにこの漂白モードの付いたものが販売されて, その応用の広さや機器のコンパクトさで売れている傾向がある. また炭酸ガスレーザーが安全でよいという報告もある. さらに, 効果が早く期待されるものにはNd：YAGレーザーの波長を半分に切ったKTPレーザーがある. いずれにしても, 歯髄, 周囲軟組織の問題を生じないものであればよいと考えるが, 現在のところ, この治療に関してはアルゴンレーザーが歯髄に対する傷害が少なく安全性があり, 推奨されると考える(図11〜13).

　メラニン色素除去に関しては, 数多くのレーザーが実際の臨床では応用されている. ここのところ上皮を貫通してメラノサイトを破壊する目的で使用している例を散見する. 中村らはアルゴンレーザー, Nd：YAGレーザー, 炭酸ガスレーザーを口腔内に照射してその反応をみた結果, それぞれのレーザーで応用可能であると述べている[7]. その手技は無麻酔で上皮の表層から照射するもので, メラノサイトはそのエネルギーを吸収してマクロファージにより貪食されたり, また口腔外にでるとも述べていて, チップを歯肉のなかに貫通させて照射を行うものに対して当然簡便で安全性も高い. 機種に関しては, 下顎の前歯部領域を考えてみると, とくに歯肉幅が薄く骨の影響も無視できないことから, 浸透性のあまりないレーザーが好ましい. Er：YAGレーザー, Er, Cr：YSGGレーザー, 炭酸ガスレーザー, また吸収帯からはアルゴンレーザーが最適であるという意見もある.

[骨切り]　図14 図15
　　　　　図16 図17

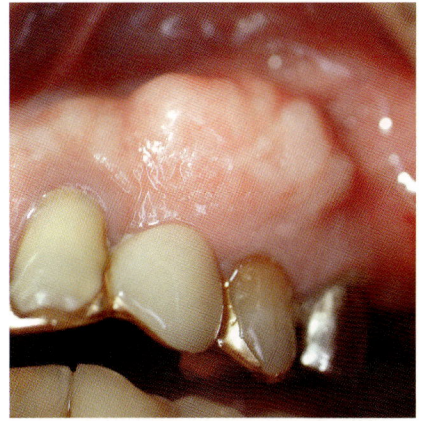
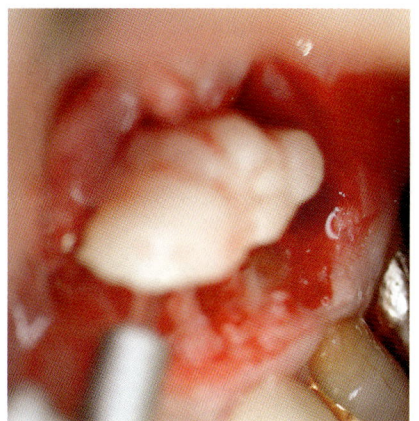
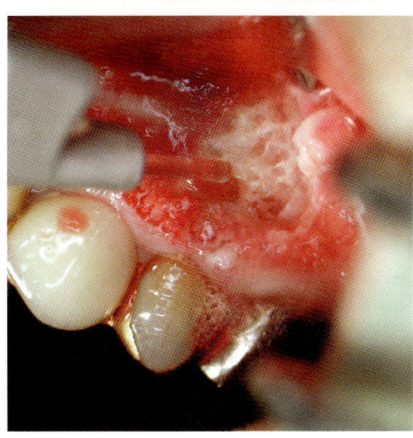
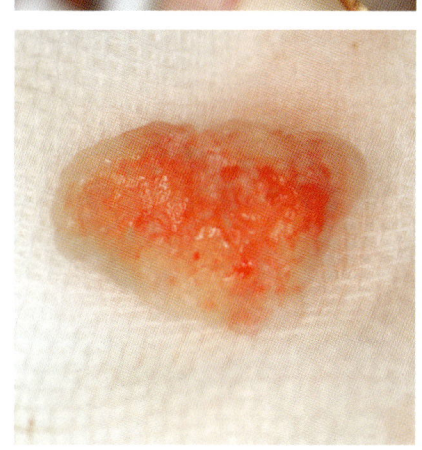

図14　上顎左側にブラキシズムのためと考えられる骨隆起が存在する．
図15　Er:YAGレーザーにて骨隆起を除去．
図16　骨隆起が除去されたところ．
図17　除去された骨．

6）補綴

　補綴領域では金属のろう着，歯肉圧排などがレーザーにより行われる．ろう着には，金属に吸収されることが必要であることからNd:YAGレーザーが使用される．また，歯肉圧排は通常の絹糸を使用して行う緩圧歯肉圧排ではなく，肥厚した歯肉を切除するかたちの即時歯肉圧排を中心に発表がなされている．しかしながら，一方でNd:YAGレーザーによる緩圧歯肉圧排も実際の臨床では行われていて，このあたりの評価も今後学会などで評価される必要がある．

7）口腔外科

　外科領域では，過去より炭酸ガスレーザーがそのすぐれた止血作用，高い切開能で多く使用されてきた．今後もこの傾向は続くであろう．最近では980nmの半導体レーザーを用いた論文を散見するが，現在のところどの程度の頻度で使用されているかは不明なところがある．

8）インプラント

　インプラント関係では，最近多くの研究や臨床応用をみることができる．二次手術，インプラント周囲炎，decortification，骨造成他，その応用の範囲も幅広い．とくに，骨に対して良好なEr, Cr:YSGGレーザーやEr:YAGレーザーがインプラント周囲，または骨切りに応用され始めている（図14〜17）．インプラント周囲に関して使用するのならば，インプラント本体に影響を及ぼすことなく，さらに熱影響が周囲組織にないものが望ましいことはいうまでもない．

　インプラントの埋入に関し，その結果がall or nothingであることを考えると，レーザーによるアプローチは少しでもリスクを最小限にする必要がある．そのように考えると，照射により影響の受けないものは半導体レーザーと炭酸ガスレーザーであ

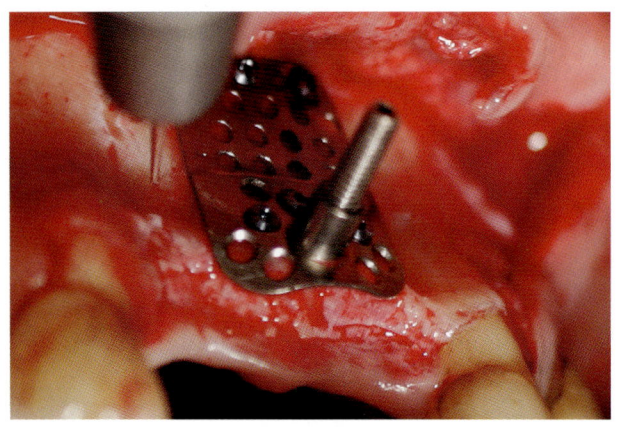

図 **18** ディストラクションの骨切りに Er, Cr: YSGG レーザーを用いている．

る．照射レベルを工夫して行う研究が Er: YAG レーザーにより行われているが，どの程度実際の臨床に効果的に作用するかはまだまだ疑問がある．

　Schwarz は，インプラント周囲炎に Er: YAG レーザーを応用する利点をバイオフィルムの除去ができることにあるとしている．彼はノンコンタクトのレーザーによりその応用が可能であるとしているが[8]，バイオフィルムがレーザー単独ですべて除去できるかどうかには疑問が残る．

　また，骨切りに関する臨床への応用は最近多く発表されている．骨に照射して最適なものは Er, Cr: YSGG レーザーや Er: YAG レーザー，さらに Ho: YAG レーザーがある．Ho: YAG レーザーはここのところ歯科領域に関してはあまり利用されることがなく，販売もほとんどされていない．それに対し，Er, Cr: YSGG レーザーや Er: YAG レーザーが主に骨切りに応用されている．今後，単に骨を切るのみでなく，骨の積極的な造成（図 **18**）等にエビデンスをもって応用されていくであろうと考える．

おわりに

　本誌編集委員の立場から，現在の歯科用レーザーの臨床応用について述べてきた．歯科用レーザーはここのところ数多く販売され，使用されている．このようなことから，その有効性が認められたように思われがちであるが，ときにその使用に関してその効果がないという意見も散見する．一部規格化できない部分があったり，その効果も患者によりまちまちの部分があることも否めない．レーザーは光であり，光そのものがわからないことが多いことは事実であるし，多くの解明をしなくてはいけない事項がこの領域には多い．このようなことからも，今後さらなる臨床応用，基礎研究が行われ，またその効果も実証され，再現性のある治療ができるようにしなくてはいけないであろう．

　最後に，本誌では歯科用レーザーメーカー 8 社にご協力いただいた．各機種についての概要はメーカーのページ，臨床応用例についてはメーカーから紹介いただいた著者陣のページを参照いただきたい．本誌がこれからレーザーを臨床に導入しようとお考えの先生のよきバイブルとなれば幸いである．

参考文献

1. Stern RH, Sognnas RF. Laser effect on resistance of human dental enamel to demineralization *in vitro*. JSCSPA 1965；33：328-329.
2. Yamamoto H, Ooya K. Potential of yttrium-aluminum-garnet laser in caries prevention. J Oral Pathol 1974；3：37-15.
3. Stern RH, Sognnas RF. Laser inhibition of dental caries suggested by first tests in vivo. JADA 1972；85：1087-1090.
4. 山田恵子．小児歯科領域におけるレーザーウ蝕予防に関する研究．小児歯誌 2001；12(2)：84-91.
5. Dederich DN, Zakariasen KL, Tulip J. Scaling electron microscopic analysis of canal wall dentine following neodymium-yttrium aluminum-garnet laser irradiation. J Endodontics 1990；16：194.
6. Gutknecht N. The use of lasers in endodontics. The 8th International Congress on Laser in Dentistry, July 31, 2002.
7. Nakamura Y, Hossain M, Hirayama K, Matsumoto K. A clinical study on the removal of gingival melanin pigmentation with the CO_2 laser. Lasers Surg Med 1999；25(2)：140-147.
8. Schwalz F. Influence of an Er,Cr：YSGG laser(Waterlase MD™) on the Removal of plaque biofilms and the mitochondrial activity of human osteoblast-like cells grown on titanium surface. The 36th International College of Dentists in Winter, February 25, 2006.

当社は
バイオフィルムの問題に
取り組んでいきます

PowerLase™ ST4

Nd:YAG レーザー

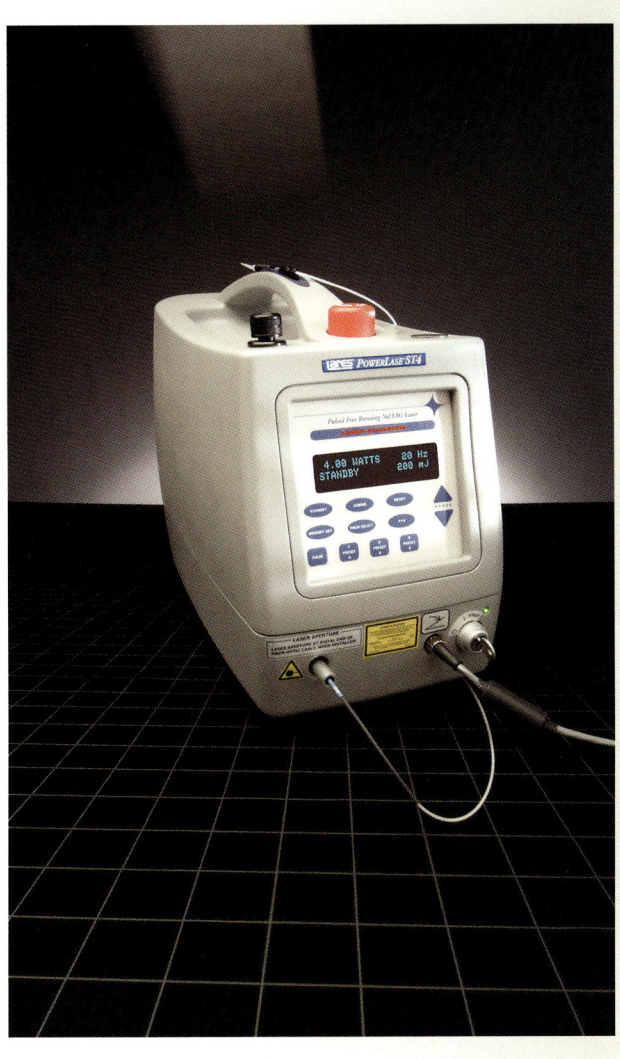

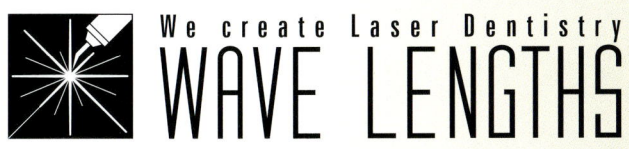

有限会社 ウェイブレングス
〒108-0073　東京都港区三田3-7-16　御田八幡ビル5F
Tel. 03-5439-4919　Fax. 03-5439-4918
http://www.wavelengths.jp
http://www.acetal.jp

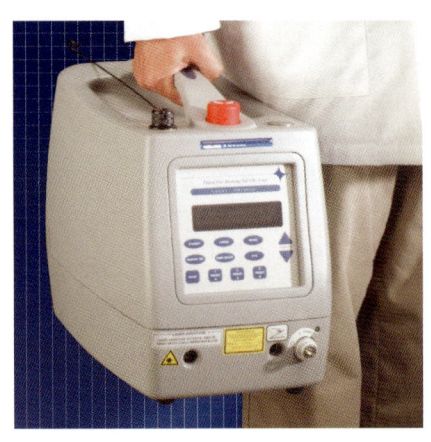

レーザーのハイクオリティな機能をそなえた，ポータブルタイプのNd:YAGレーザーがついに登場！

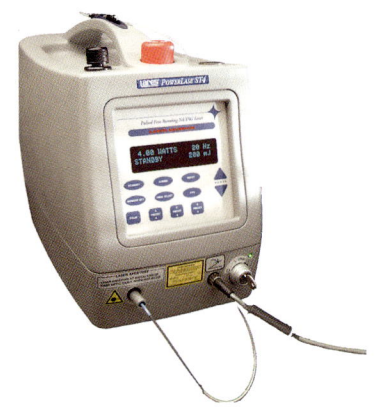

歯科用レーザーは医院に新たに導入したい機器No.1といわれています．しかし，院内スペースの確保や価格などの問題で，導入を検討しながら決定に至らないのも現状です．もし，レーザーのハイクオリティな性能はそのままで，コンパクトなサイズになれば…？　そこで，ポータブルタイプのNd:YAGレーザー「PowerLase ST4」がついに登場しました．日本人の約8割が何らかの歯周疾患をもっているといわれる今，導入するなら迷わず歯周治療に最適な「PowerLase ST4」をお勧めします．

う蝕はBiofilmが原因であることは，世界的に認知されてきました．レーザーによって，歯の表面や歯周ポケット内にあるバクテリアを滅菌できるのです

Biofilm（バイオフィルム：生物膜）は歯科の分野でも論じられるようになりました

　歯に対しては，歯磨きをした直後から，プラークの形で形成されます．体内でも発生するために医療用インプラントで問題になっています．水を媒体とするため，患者さんに使う水についても，今後は対策が必要となってきます．

バイオフィルムとは何か？

　正確にはバイオフィルム（生物膜）としてよく知られていますが，スライムシティは水があるところならどこでも，台所でも，コンタクトレンズでも，動物の腸管ライニングにも，はびこっていきます．そのシティが郊外へどんどん伸びていけば，バイオフィルは肉眼でみることができるようになり，水道管の内部をコーティングしたり，あるいは鉛管設備からつるつるして緑色にぶら下がってきます（Coghlan：1996）．

　簡単にいえば，バイオフィルムとは微生物が排泄するスライムで囲まれた微生物の集合体であり，自動力のない表面または生きた表面に付着しています．

あなたはすでにいくつかのバイオフィルムを知っている

　歯の上に付いたプラーク，川の石の上のぬるぬるしたスライム，花を1週間いけておいた花瓶の内部のゲル上の薄膜などです．

　口腔内のバイオフィルムを計測する最新のツール「carifree」を発売予定です．

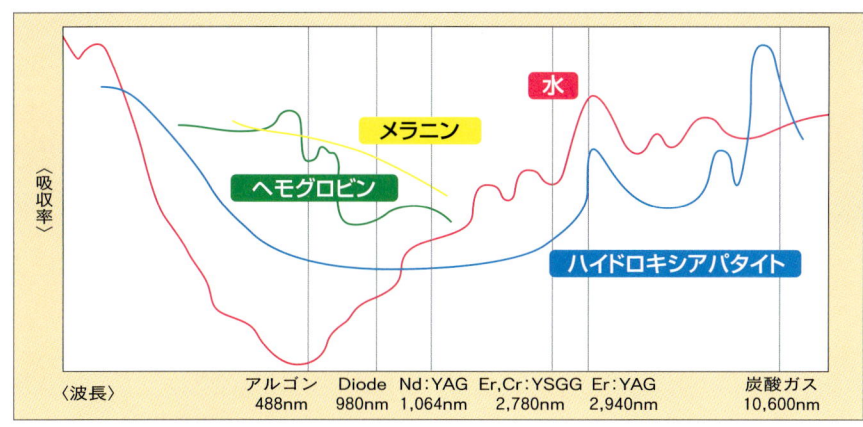

波長による被吸収組織の相違

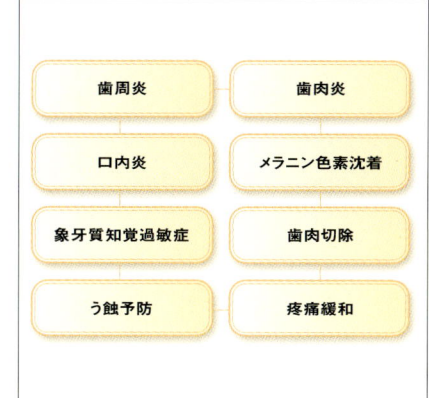

適応症

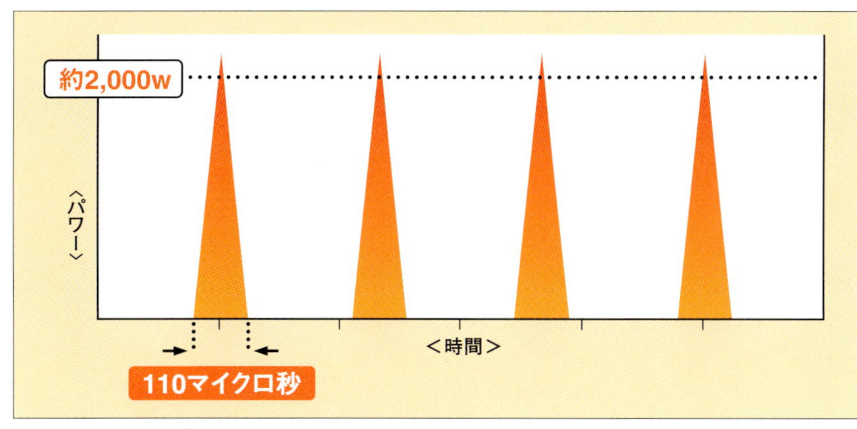

フリーランニングパルス

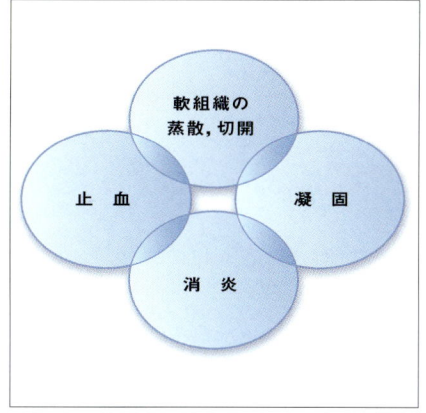

効果・効能

幅広い臨床応用
PowerLase ST4は1,064nm の波長特性やすぐれた操作性により，歯周疾患・歯内療法・疼痛緩和をはじめとするさまざまな症例に利用できるため，毎日の診療に役立ちます．

柔軟な操作性
口径320μm のオプティックファイバーは非常に軽量で，ドクターの負担を軽減するばかりでなく，他社ファイバーや多関節アームに較べ，ポケット内や臼歯等へのアクセスが容易．また，用途に合わせた特殊チップなどの装着が不要です．

安全な治療
フリーランニングパルス方式の採用により，組織への熱進速度が浅く，熱作用による悪影響や危険性の少ない，安全な治療を行えます．

豊富な研究データ
Nd:YAG レーザーは歯科用レーザー中，一番使用されている波長です．世界中のドクターによる論文や研究データがその有用性を証明しています．

ほとんどの治療が無麻酔で可能
フリーランニングパルス方式は，非常に幅が広く(110マイクロ秒)，高いピークパワー(約2,000W)のパルスを発振するため，熱作用が瞬間的で，治療にともなう痛みが大幅に軽減されます．

安心のメインテナンス
従来のメーカー保証に加え，AIU 機械保険を1年間無償で利用できます．従来のメーカー保証では対応できなかったファイバーの破損なども保証します．修理，メインテナンスはメーカーでのサービストレーニングを終えた，弊社スタッフが責任をもって実施します．

使用目的に合ったレーザーを選ぶことがもっとも大切です

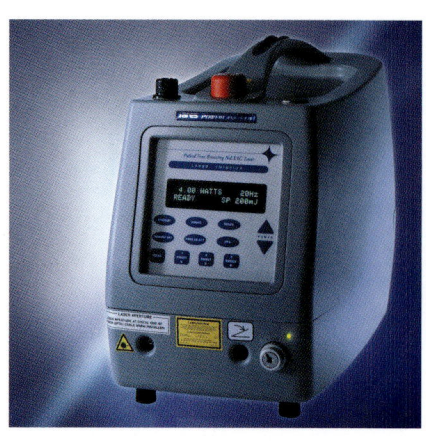
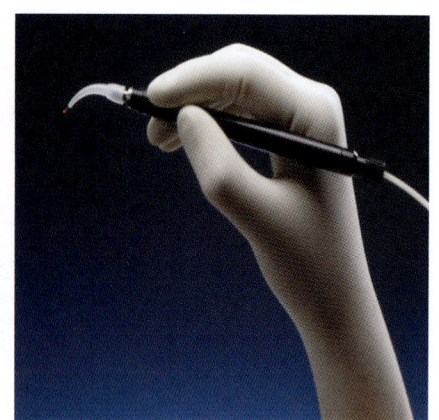

下記からもわかるように，止血・疼痛緩和にすぐれ，軟組織の処置に最適なレーザーは Nd:YAG レーザーと半導体レーザーです．硬組織の処置では Er:YAG レーザーしかできませんし，外科処置は半導体レーザーと炭酸ガスレーザーが適しています．

歯科用レーザー比較表（当社データ：弊社はすべてのレーザーの最新情報を提供できる会社です）

	半導体	Nd:YAG	Er,Cr:YSGG	Er:YAG	炭酸ガス	備考
波長(nm)	810・980	1,064	2,780	2,940	10,600	
歯周治療	良	最適	良	可	可	光ファイバーでポケット内を直接照射でき，殺菌力の高い Nd:YAG レーザーが最適です
根管治療（殺菌・消毒）	良	最適	可	可	可	光ファイバーで根管内を直接照射でき，殺菌力の高い Nd:YAG レーザーが最適です
メラニン除去	最適	最適	最適	良	可	メラニン色素に吸収して蒸散できるレーザーは Nd:YAG レーザーと半導体レーザーです
疼痛緩和・知覚過敏レーザー麻酔	最適	良	最適	良	良	半導体レーザーは疼痛緩和等でソフトレーザーとして長く販売されています．組織進達性のあるレーザーが最適です
止血	最適	良	可	不可	可	ヘモグロビンに吸収するのは Nd:YAG レーザーと半導体レーザーです
歯肉切除・切開	最適	可	良	良	最適	外科処置が得意なレーザーは炭酸ガスレーザーと半導体レーザーですが，止血と同時に切開できるのは半導体レーザーのみです
う蝕予防	良	最適	不可	可	良	どのレーザーでも可能ですが Nd:YAG レーザーが最適です
歯肉息肉	最適	最適	良	可	可	出血させずに除去できるので直後に印象採得が可能です
歯の切削	不可	可	最適	最適	不可	現在，確実に切開できるのは Er:YAG レーザーだけです
アフタ	良	良	最適	最適	良	表面が乾燥するまでレーザー照射を行います
インプラント周囲	最適（980nm）	不可	良	不可	良	YAG 系レーザーは金属に反応するため，インプラント体を傷つけます

PowerLase™ ST4(Nd:YAGレーザー)の適応症とその実際

中島京樹
大洗中島歯科医院
連絡先：〒311-1313
茨城県東茨城郡大洗町成田町4243-9

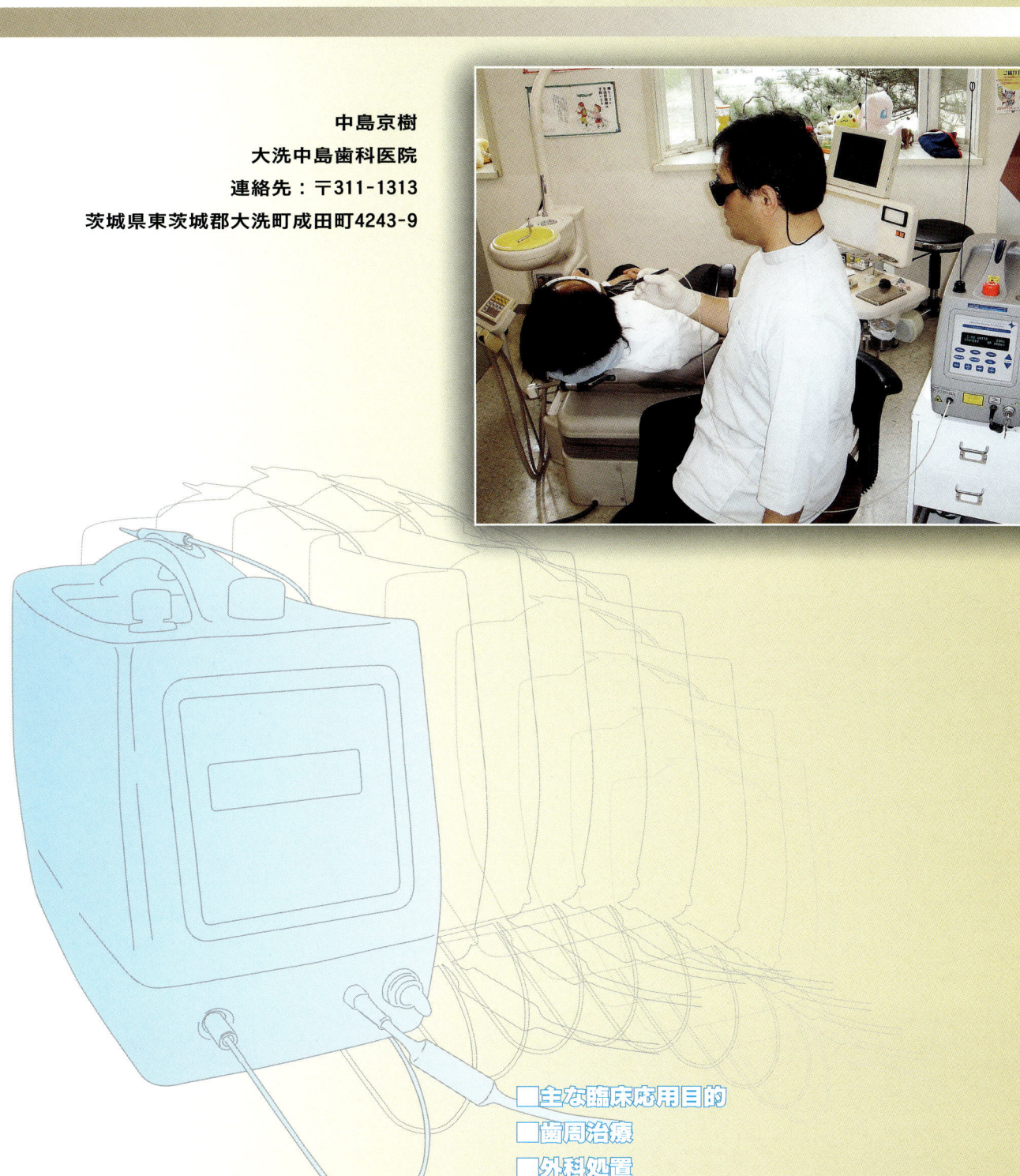

■主な臨床応用目的
■歯周治療
■外科処置
■感染根管治療

[症例1]

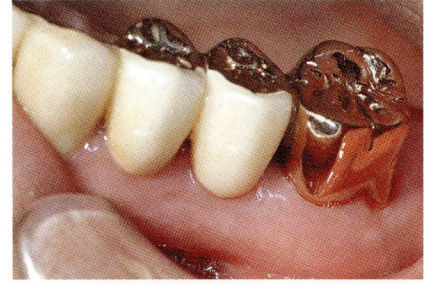
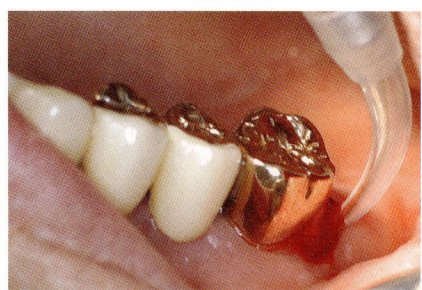
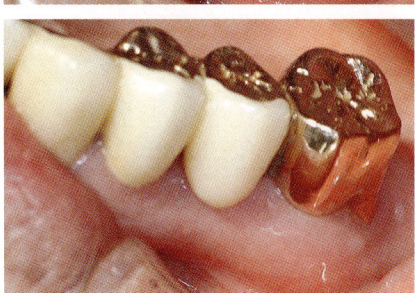
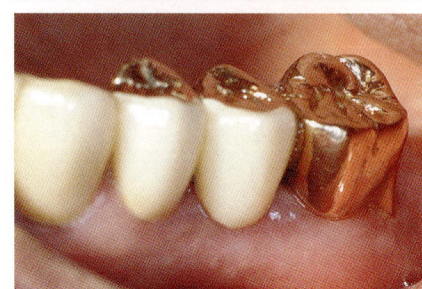

図1｜図2

図1 術前．
図2 術中．100mJ，15pps．歯面清掃後に出血がみられるまでポケット内照射．

図3｜図4

図3 術後1週間．
図4 術後1か月．

はじめに

　ここ数年で，開業歯科医院数とレーザー販売総台数の推定から，歯科医院の約3割がレーザーを所有している計算となった．しかし，そのいずれの機器も埃をかぶることなく活躍しているかは知る由もない．少なくともレーザーがこれだけ普及し，レーザーによる治療の可否が患者の来院する選択肢の1つとしてあげられるようになったことで，レーザーの導入あるいは活用をするために歯科医師の多くが関心をもち，治療手段の1つとして取り入れようと努力していることは事実であろう．レーザーとは光の1波長であることから，その波長により性質に特長があり，特長を生かした使用方法がもっとも効率よい使い方であることはいうまでもない．

　今回紹介するPowerLase™ ST4（LARES RESERCH社製，Wavelengths社提供）は，Nd:YAGレーザー（1,064nm）である．メラニン，ヘモグロビンに対して反応する特性があり，また黒色色素に反応する特性から，墨などを使用する方法が知られている．さらに，水に対しては反応しにくいことから，深達性がその欠点として敬遠される一因にあげられたこともある．しかし，深達性こそ長所であり，オプティックファイバーによる高い操作性とともにこのレーザーの特長といえる．この特長を生かし，術式を簡素化するために墨などの反応剤を使用せずに照射する方法で使用し，十分な効果が得られたのでその応用例の一部を紹介する．

1．主な臨床応用目的

1）歯周治療

　歯牙硬組織への影響を最小限に，ポケット内の除菌，炎症性上皮組織の蒸散を行う．

2）外科処置

　骨組織への影響を最小限に，口腔粘膜あるいは歯肉の切除，止血処置，創傷治癒の促進を麻酔薬の減量あるいは無麻酔下に行う．

3）感染根管治療（歯内療法）

　歯周組織および根管内壁への傷害を可能な限り最小限に，従来の方法よりも確実かつ簡易に感染根管内の殺菌をはかる．

[術式]

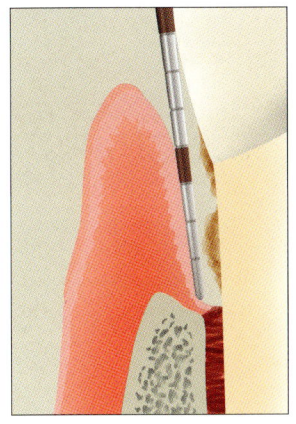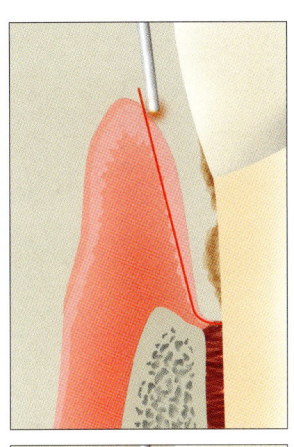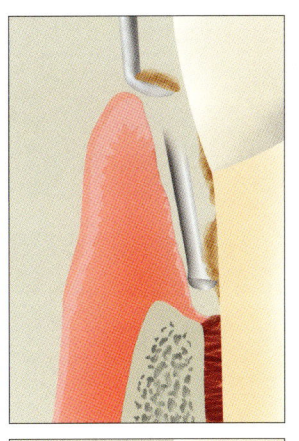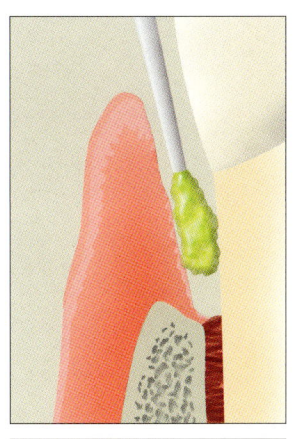
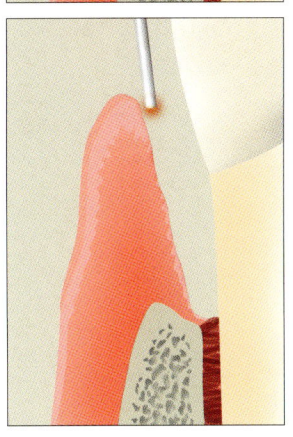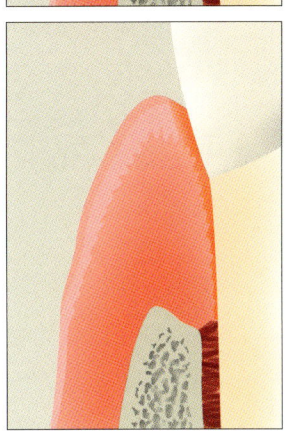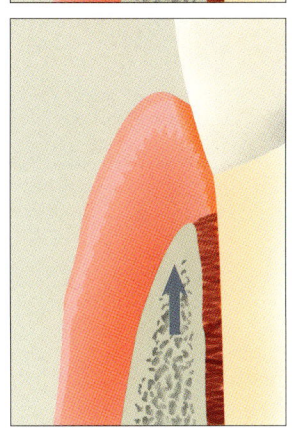

図5	図6	図7	図8
図9	図10	図11	

図5 プロービング．
図6 ポケット内縁上皮の掻爬．
図7 歯肉縁下歯石の除去．
図8 ポケット内洗浄と薬剤塗布．
図9 再照射（掻爬）．
図10 再付着．
図11 骨の再生．

4）疼痛緩和

知覚鈍麻効果による疼痛緩和，手術後の疼痛軽減，Hys の緩和．対処療法であるが，患者の疼痛負担を軽減する．

5）硬組織（歯）

耐酸性の強化，再石灰化の促進，バイオフィルムの破壊などを可能な限り無痛下に行う．

本稿では，歯周治療，外科処置，感染根管処置への応用について紹介する．

2．歯周治療

1）症例1（ポケット内縁上皮掻爬）

患者：42歳，女性
主訴：上顎右側第一大臼歯歯肉腫脹
術前管理：レーザー照射以前にPTC，歯肉縁上歯石の除去を行い，ファイバー操作の障害を除去する．とくにプラークは除菌目的にはマイナスになるのでレーザー照射前に可能な限り除去する．

図1：術前の状態を示す．歯周ポケットは遠心の最深部で6 mm あり，軽度の自発痛をともなう．

図2：浸潤麻酔なし．100mJ，15pps．歯面清掃後に出血がみられるまでポケット内照射を行い，術後ポケット洗浄と抗生物質の貼付を行った．

図3：術後1週間．歯肉の腫脹は改善し，歯周ポケットは3 mm に改善していた．

図4：術後1か月．歯周ポケット2 mm にまで改善．

この症例は，腫脹により歯周ポケット深度が増大した症例で，十分な改善が得られたのでP管理に移行した．以下に歯周ポケット内縁上皮掻爬術の術式をまとめた．

術式[14]：

①プロービングにて歯周ポケットを測定し，ファイバーの操作長を決める（*図5*）．

②ポケット内縁上皮の掻爬と除菌を目的にレーザー

[症例2]

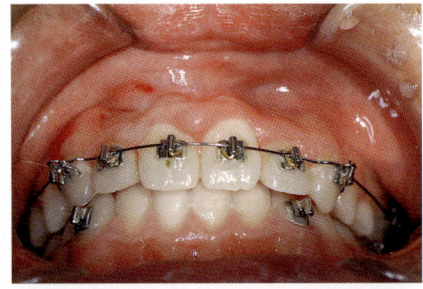
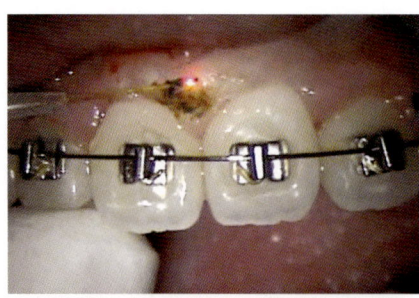
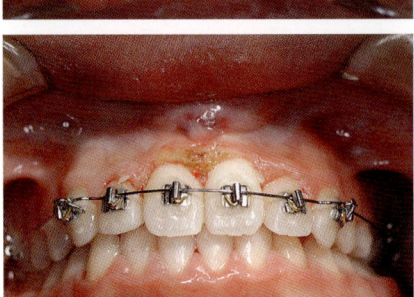
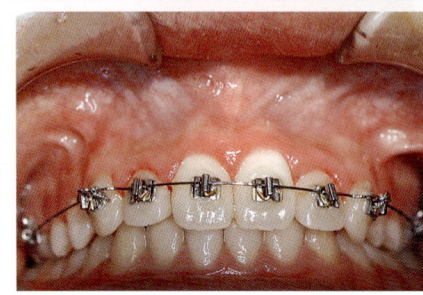

図12　術前．
図13　術中．浸潤麻酔後に40mJ，50pps にて切除．
図14　術直後．
図15　術後10日目．

を照射する(図6)．ポケット内より出血してくることが目安となる．歯肉縁からポケット底に向けて横方向にスライドさせながら操作する．この際，ポケット内面側にややテンションをかけるように行い，根面方向へは向けない．縁下歯石には着色した黒色の歯石があるので，不要な反応による根面の損傷は避けなければならない．また，アタッチメントロスなどに対しては，ファイバー操作に不安をもつユーザーは，ファイバーをポケット底まで挿入し，引き上げ操作による搔爬を行う方法でも効果がある．

③超音波スケーラーなどによる歯肉縁下歯石の除去(図7)．

④ポケット内洗浄によるデブリス除去と薬剤塗布(図8)．

⑤消炎後，残存したポケットには内縁上皮再付着を期待して再照射(搔爬)を行う(図9)．

⑥PTCあるいはPMTCの継続で再付着と骨の再生を期待する(図10,11)．

すべての症例ではないが，良好な再付着と歯槽骨の再生がみられる症例もある．

基本的に上記のレーザー照射後には，ポケット内へのレーザー照射をともなうファイバー操作は，再付着を妨げるので短期間内(2週間程度)には行わない．腫脹時の照射のみで症状の改善が得られるので，歯肉腫脹にともなうみかけ上のポケット増大には再照射の必要はないと考える．また，再付着が効果的に得られるかどうかは根面の状態などにより異なるので，従来の歯面(根面)処置を照射以前に十分行うことが重要である．

レーザーの使用は，搔爬術の器具を変えたのであり，その使用により複数の効果があるとはいえ魔法の杖ではない．しかし，ポケット内のバイオフィルムの破壊や除菌，根面の疎水性変化[13]により，バイオフィルムを形成しにくくするなどを目的に低出力でポケット上部から照射するのは，PTCと併用することで効果が得られると考える．

2）症例2（歯肉切除）

患者：12歳，女性

主訴：歯肉の腫脹（矯正中に口腔衛生管理の悪化から歯肉増殖を起こし，ポケットの増大により管理が困難となったため，歯肉切除とポケット搔爬により改善した症例である）

術前管理：PTCによりプラークの除去を行う．

図12：術前．歯肉マージンのやや広範囲に中等度の

[症例3]

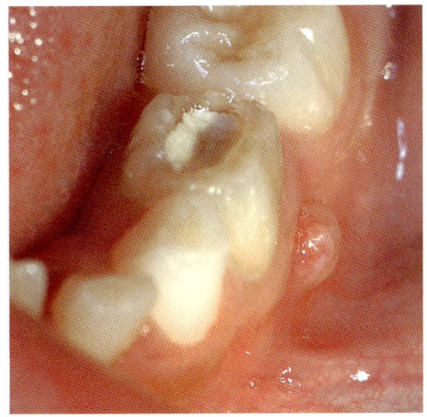
図16 術前.

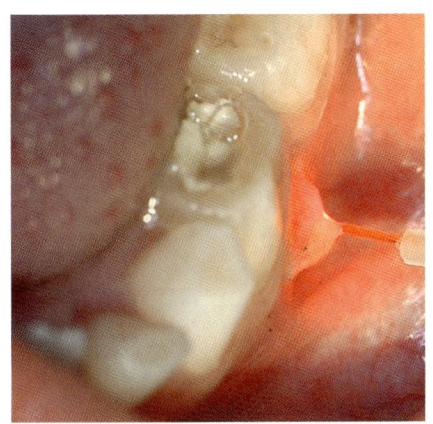
図17 膿瘍切開(100mJ, 15pps).

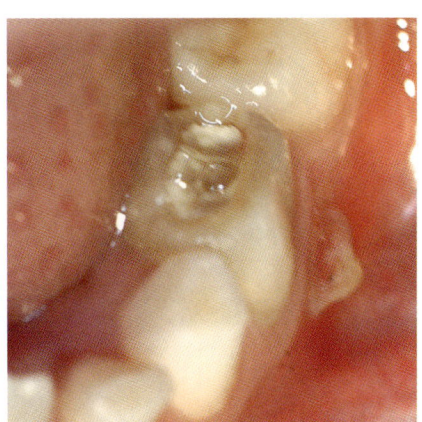
図18 術後.

歯肉の増殖を認める.
図13：浸潤麻酔後に40mJ, 50ppsにて, 歯肉の面に対して接線方向に可能な限り骨あるいは歯に向けないように, かつ削ぐように切除, ポケット内の掻爬を行う.
図14：術直後, ほとんど出血もなく終了する.
図15：術後10日目. 歯肉の炎症が消退しつつある.

この症例では, 歯科矯正中でやや各種処置に過敏になっていたこともあり, 麻酔後の処置となった. 歯質に反応しにくいというNd:YAGレーザーの特長が生かされ, 比較的歯質ぎりぎりまでの処置を行える. 同様に, 補綴時の歯肉マージントリミングも, 歯質に影響しにくい特長を生かして炭化もほとんどなく行える.

3. 外科処置

レーザーといえば, 医科的にはやはりレーザーメスの言葉どおり, 切開に用いることを思い浮かべるのは筆者だけではないだろう. ここでは歯肉膿瘍の切開を紹介する.

1) 症例3
患者：8歳, 男性
主訴：下顎左側D部歯肉腫脹
術前管理：レーザー照射以前にPTCなどの可能な範囲でプラークコントロールを行う.

図16：乳臼歯の根尖部相当に歯肉の腫脹を認めた. 自発痛はない.
図17：100mJ, 15ppsにてデフォーカスで照射を開始, 徐々に歯肉膿瘍上皮に接触させるように近遠心方向にスライドさせる. 疼痛がないことを確認して上皮を削ぐ感覚で膿瘍を切開する.
図18：術直後. 洗浄後, 麻酔をすることなく切開を完了した.

術式：
①表面麻酔.
②100mJ, 15ppsにて非接触から徐々に歯肉にコンタクトさせるように照射.
③そのままでも切開できるが, 接触痛がなくなれば40〜50mJ, 50ppsで施行することで切開効率を上げられる.
④切開部より洗浄.

根尖部相当歯肉の腫脹を主訴に来院した患者である. 当然, 排膿を促進させるために切開するのであるが, 従来の方法で切開するためには局所浸潤麻酔は不可欠となる. しかし, 表面麻酔のみの使用で, 図に示すように切開が可能である. 切開後, 膿瘍腔内面を掻爬するように照射する. このときの注意事項は, 根尖方向の骨に向けて押し込むような照射はしないことである. また, 照射方向をつねに変えるように気を遣う必要もある.

[症例4]

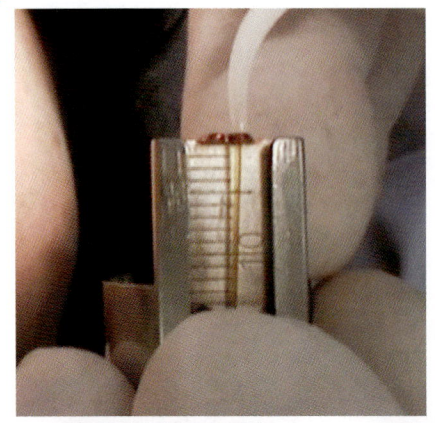
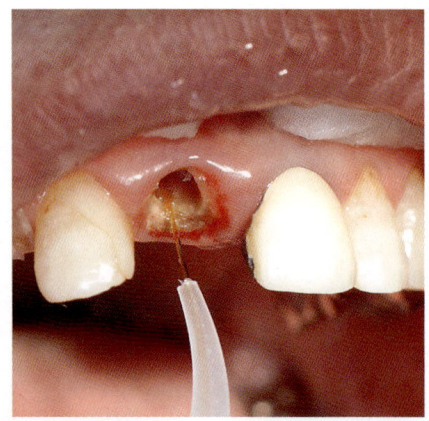

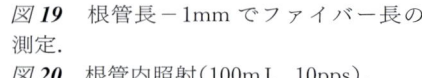

図19 根管長－1mmでファイバー長の測定．
図20 根管内照射（100mJ，10pps）．

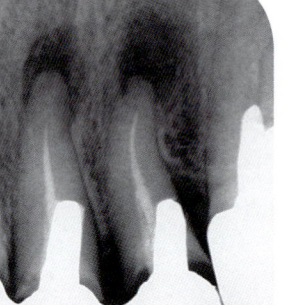
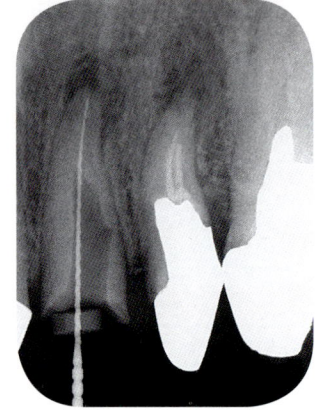
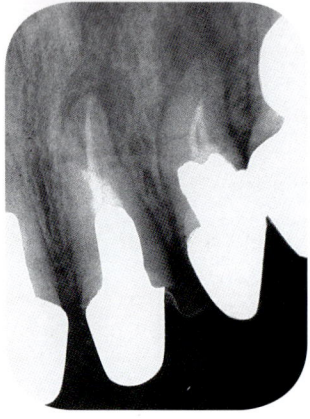

図21 初診時のデンタルエックス線写真像．
図22 感染根管治療開始時のデンタルエックス線写真像．
図23 治療開始後1か月，コアセット時のデンタルエックス線写真像．

　骨芽細胞への影響については，鴨井らの報告[11]にもあるように，照射しすぎれば，悪影響がでると考えられるので考慮しなければならない．また，血管収縮剤を添加した局所浸潤麻酔下でのレーザー照射操作は，血流量の低下にともない組織への蓄熱の問題が絡んでくると推測される．血流により熱の分散がある場合と，血管収縮剤を添加した麻酔剤により血流が低下した組織では，蓄熱による組織への影響には差があるといわざるをえないだろう．さらに，深達性の問題も血流の減少により考慮しなくてはならない項目となる．症状によっては感染拡大予防のためにも抗生物質，消炎鎮痛剤の投与を忘れてはならない．

4．感染根管治療

　オプティックファイバーならではの高い操作性は，根管内殺菌の目的に有効である．

1）症例4

患者：40歳，女性
主訴：前歯の違和感
術前管理：レーザー照射以前にPTCなどの可能な範囲でプラークコントロールを行う．一般的な感染根管治療開始後，排膿が落ち着いた3回目の根管貼薬時と根管充填時にレーザー照射を行う．

図19：ファイバーの長さを根管長の－1mmに合わせる．

図20：100mJ，10ppsの条件で測定長まで入れたら，1～2秒間で引き上げる．

　別症例であるが，エックス線写真で治療経過を追跡できた症例を紹介する．

図21：初診時のデンタルエックス線写真．
図22：感染根管治療開始時のデンタルエックス線写真．
図23：1か月後のコアセット時のデンタルエックス線写真．

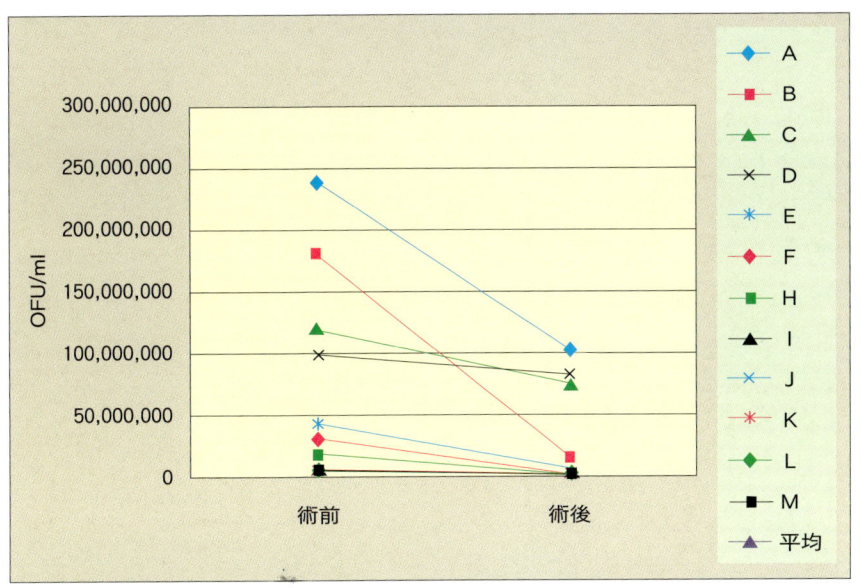

図24 根管内レーザー照射による殺菌効果(100mJ, 10pps)[11].

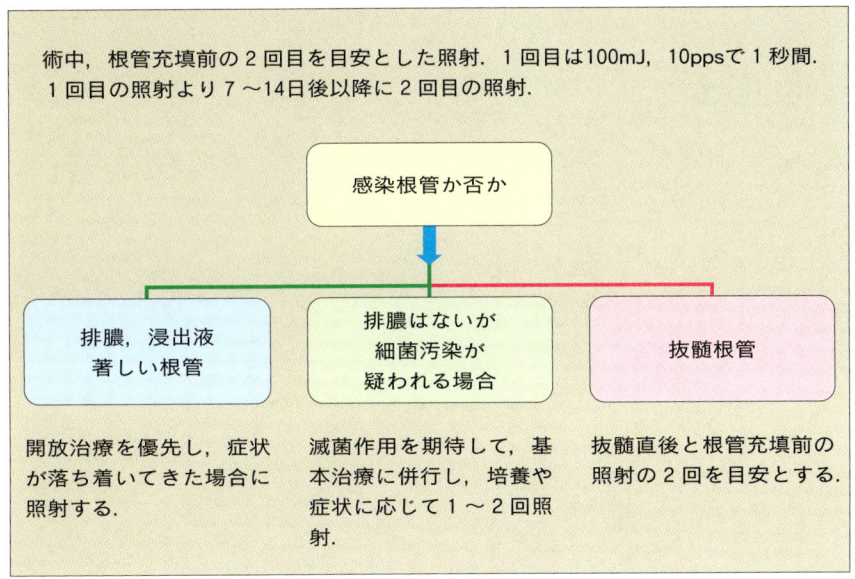

図25 根管への照射基準.

術式：
①従来の根管治療にて排膿がないことを確認．
②根管長を測定，拡大を＃35程度まで行う．
③根管長−1mmの値でファイバー長を合わせる．
④100mJ，10ppsにて1秒間根尖部に定点照射．もしくは，1〜2秒かけて根管口まで引き上げ照射を1回のみ行う．
⑤根管貼薬または根管充填

栗原らの報告にある結果(図24)[11]のように，ある程度細菌数が少ない状態で使用することで高い殺菌効果が得られる．つまり，排膿が根管からみられる状況では，レーザー照射は禁忌とすべきと考える．とくに，粘性の高い膿汁を熱により凝固させ，根管閉塞を起こしてしまう可能性を考慮すべきである．したがって，感染根管治療を従来の方法で十分行い，排膿が落ち着いた時点でレーザー照射により殺菌するのが効果的であろう．図25は，その照射条件を独自にまとめたものである．培養するまで，細菌の状態は把握できないこともあり，効果が実感しにくい処置でもある．過剰な照射は避けたい．また，根管充填後に根尖付近への照射を行った症例で疼痛を悪化させた報告があった．根管充填以前の浸出液を

抑えるためのレーザー照射は可であるが，根管充填後の疼痛緩和を目的に照射することは，代謝活性化の影響により浸出液が増大し，逆効果となる可能性を考慮しなければならない．

おわりに

以上，4症例を紹介した．PowerLase™ ST4は，小型で取り回しやすく，起動も早い．また，6つのメモリーによく使用する設定を記録できるのも使用感の向上につながっている．

最後にNd:YAGレーザーの特徴をまとめる．
①オプティックファイバーにより，ハンドピースの操作性がよく，細かな作業をしやすい．
②メラニン，ヘモグロビンに反応しやすいことから，メラニン色素除去，止血ができる．
③除痛効果が高い．
④歯質に反応しにくい．歯肉あるいは歯周ポケット処置などの歯質に気を遣う処置において，操作しやすい．

筆者が使った印象では，わずかな工夫で多くの症例に応用できる非常に利用範囲の広いレーザーであると考える．

問い合わせ先：
有限会社ウェイブレングス
〒108-0073
東京都港区三田3-7-16
御田八幡ビル5F
Tel. 03-5439-4919
e-mail：laser@wavelengths.jp

参考文献

1. 加藤純二，粟津邦男，篠木毅，守矢佳世子．一からわかるレーザー歯科治療．東京：医歯薬出版，2003．
2. 加藤純二，篠木毅，守矢佳世子．各種レーザーの特徴と用途を整理する(1)—波長特性と臨床効果の比較検討．歯界展望 2000；96：33-48．
3. 加藤純二，篠木毅，守矢佳世子．各種レーザーの特徴と用途を整理する(2)—各種レーザーの基本的性質：卵白および歯の実験から．歯界展望 2000；96：351-366．
4. 加藤純二，篠木毅，守矢佳世子．各種レーザーの特徴と用途を整理する(3)—臨床での問題点．歯界展望 2000；96：625-638．
5. 田中延幸．粘膜下組織に対する接触型Nd:YAGレーザー照射後の創傷治癒過程に関する実験的研究．鶴見歯学 1992；18(1)：69-87．
6. 長澤明範．レーザーの組織作用特性と口腔領域への応用．歯科ジャーナル 1988；27(2)：159-180．
7. 三村保．口腔外科手術へのNd:YAGレーザーの適応．歯科ジャーナル 1988；27(2)：203-216．
8. 橋本賢二．三叉神経痛への応用．the Quintessence別冊／レーザーの歯科への臨床応用とその基礎：94-98，1988．
9. 上田裕．顎関節症のすべて—理学療法—針治療について．デンタルダイヤモンド 1982；7(13)：157-167．
10. 小川隆，工藤泰一，成田令博，内田安信．顎関節症への応用．the Quintessence別冊／レーザーの歯科への臨床応用とその基礎：90-93，1988．
11. 鴨井久一監著．歯科用Nd:YAGレーザーの臨床応用．東京：クインテッセンス出版，2003．
12. 森岡俊夫編著．the Quintessence別冊／歯科用レーザー・21世紀の展望—パート1．東京：クインテッセンス出版，2001．
13. 石川和宏．レーザーの歯周ポケット内照射が，最近の根面への再付着，根面の温度変化および臨床症状に及ぼす影響．愛院大歯誌 1996；34(3)：465-480．
14. Harris DM. Laser-assisted new attachment procedure in private practice. General Dentistry 2004；52(5)：396-403.

OSADA LIGHTSURGE 3000

高出力半導体レーザ手術装置
オサダ ライトサージ3000（OSL-3000-3）

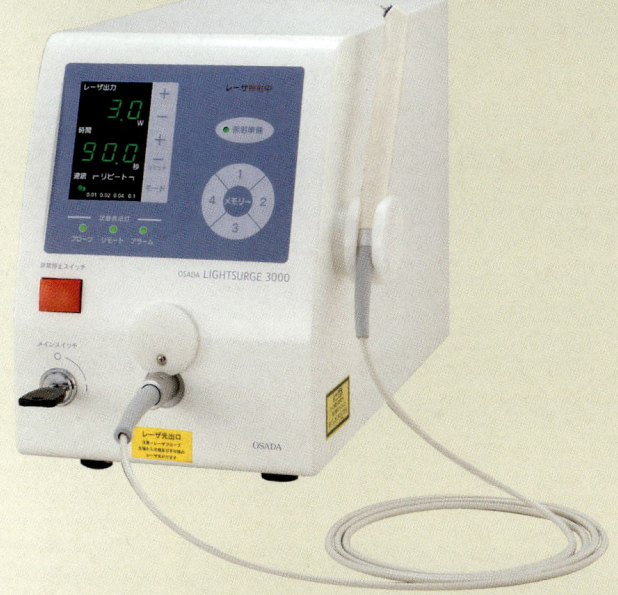

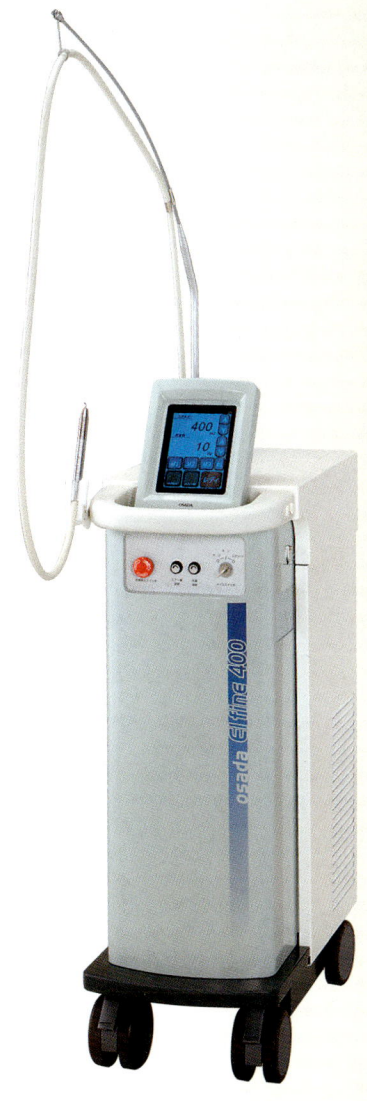

これからの診療のスタイル

El fine osada 400

硬組織専用レーザ（Er:YAG レーザ）
オサダ エルファイン400（DL-ER2）

OSADA ELECTRIC CO.,LTD.

長田電機工業株式会社
〒141-8517 東京都品川区西五反田5-17-5
Tel.03-3492-7651
Fax.03-3492-7506

診療の流れを大きく変えるレーザ手術装置

オサダ ライトサージ3000（OSL-3000-3）

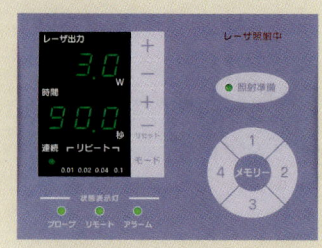

高出力

半導体レーザを用いて先端出力3Wの高出力を実現し，歯科における止血・切開・凝固および蒸散に十分な効果が得られます．

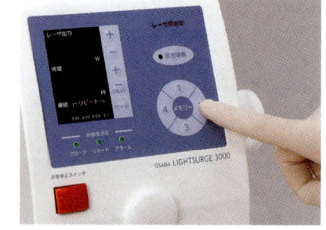

操作性も抜群

使用頻度の高い照射条件（照射出力，照射時間，照射モード）を4つメモリーさせることができます．使用の際，照射条件設定の煩わしさがなくなり，ワンタッチで設定条件を呼びだすことができます．
パネル表示も日本語表示になり，操作性が向上し，さらに使いやすく，効率のよい治療が行えます．

豊富なレーザプローブ

柔らかい石英ファイバーはレーザプローブを用いており，もちやすい形状のハンドピースは操作性に大変すぐれています．
「OSL3000-3」は，ファイバー先端を成形する手間が不要のチップ・カバー装着型プローブLPTC3-400を標準装備した「OSL-3000-3TC」とレーザプローブ（LP-C3/600）標準装備した「OSL-3000-36」の2機種をご用意．また，ファイバーコア径が400μm，300μmのレーザプローブをご用意しており，それぞれの治療目的に合わせて選択して使用することで，半導体レーザのもっている発振波長の特性を生かしてご使用できます．

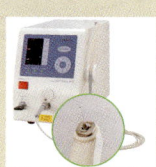
OSL-3000-3TC

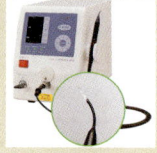
OSL-3000-36

生体への作用は…

電気的刺激が生じないので，患者さんの心臓への負担が軽減されます．ペースメーカーをご使用の患者さんへも使用できます．出血が少ないので，術野の確保が容易です．また，止血操作の時間も短縮することができます．

コンパクト

本体はコンパクトで，通常の電源で使用できるため，院内の移動が簡単に行えます．必要なときにすぐにスタンバイできるため，診療の効率をさらに上げることができます．

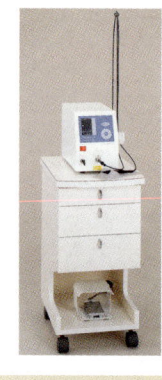
専用カート（オプション）

メインテナンス

半導体レーザは寿命が長く，定期的な交換が不要なため，メインテナンスの必要頻度が少なくて済みます．空冷方式を採用しているので，冷却水あるいは水フィルターの交換が不要です．

標準価格　オサダ ライトサージ3000　（OSL-3000-3）
チップ・カバー装着型プローブ（標準装備）　￥3,486,000（税別）
レーザプローブ LP-C3/600（標準装備）　￥3,431,000（税別）
医療用具承認番号：20800BZZ00571

より使いやすく！　効率のよい診療をサポート！

チップの簡単交換でスムーズな診療

チップ・カバー装着型プローブ LPTC3-400

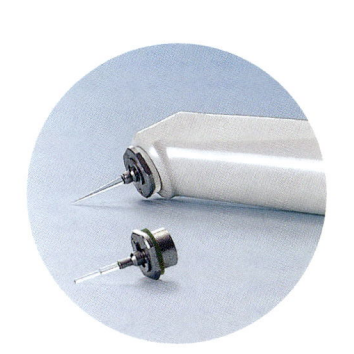
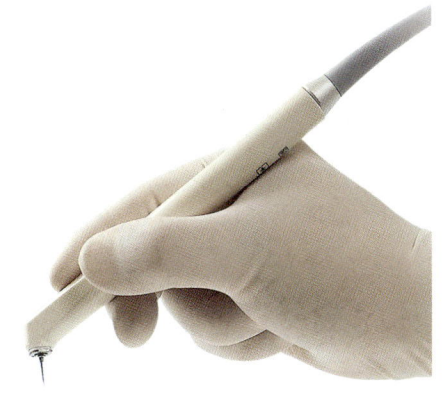

症例に適したチップを簡単に交換することができます．
ファイバー先端はあらかじめ成形されているため，成形の手間がいらず，安定した使用感が得られます．

より快適な使用感

レーザプローブ先端の曲がり角は臼歯部へのアプローチも容易に行える120°です．

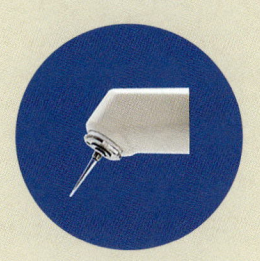

衛生的で安心感も UP

ハンドピースカバーは取り外してオートクレーブ滅菌が可能です．
チップはチップスタンドを用いて薬液浸漬消毒が行えます．

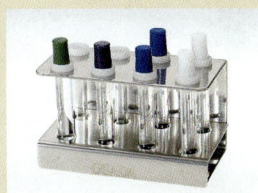

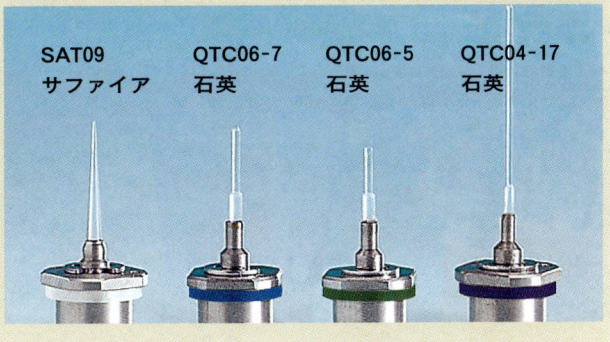

SAT09 サファイア　QTC06-7 石英　QTC06-5 石英　QTC04-17 石英

チップの簡単交換でスムーズな診療

各症例に合わせた豊富なチップをご用意．
耐熱温度の高いサファイアチップは，消耗が少なく安定した切開が行えます．

レーザプローブ LP-C3/600 400 300

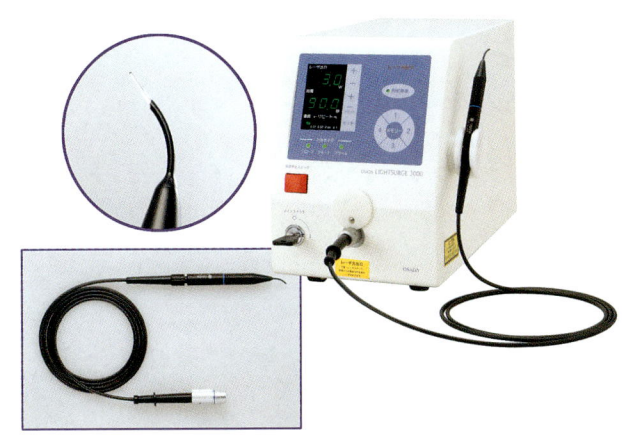

ファイバーコア径600μm，400μm，300μm をご用意．
用途に応じて使い分けることが可能です．
ファイバー先端が消耗してもファイバーを送りだして成形して使用するため，コストパフォーマンスが高いレーザプローブです．V字型シャープナーによりファイバーの成形がさらに簡単に行えます．

これからの診療スタイル

オサダ エルファイン400（DL-ER2）

硬組織専用レーザ
Er:YAGレーザ

2.94μmという波長特性を真に発揮！　平均最大出力4Wの硬組織専用レーザ

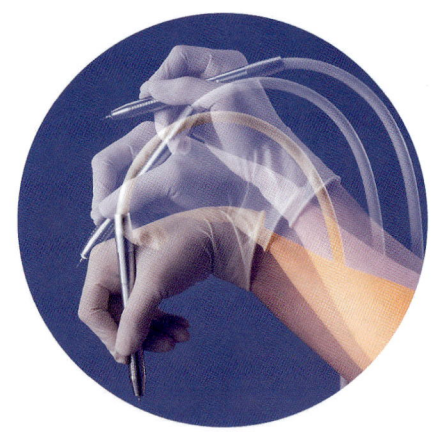

患者さんにやさしい

術中，患者さんに切削音は，ほとんど聞こえません．音からくる治療への恐怖心を和らげます．
振動も非常に少なく，治療時の不快感・ストレスを軽減することができます．
歯質の削りすぎを最小限にすることができますので，健全歯を傷つけにくい治療を提供することができます．

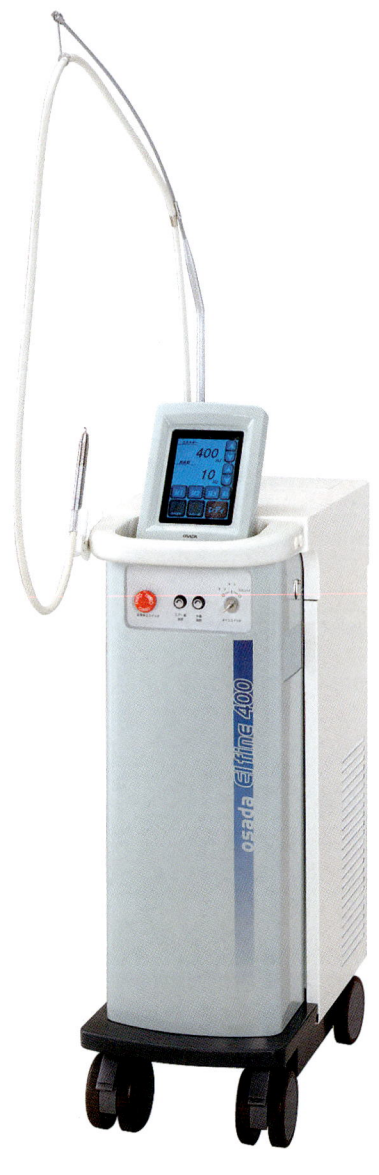

効率のよい照射

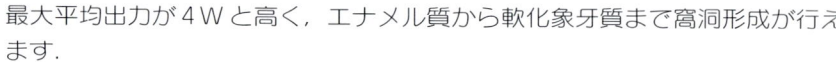

6個のメモリー機能を搭載．ワンタッチであらかじめ設定した照射条件を呼びだして使用できます．
最大平均出力が4Wと高く，エナメル質から軟化象牙質まで窩洞形成が行えます．
繰り返し周波数が最大25Hz（400mJ時は10Hz）と高いので，効率よく効果的な治療が行えます．
レーザエネルギーは10mJごと，繰り返し周波数は1Hzごとに可変できますので，症例に合わせて最適な照射条件を幅広く選択することが可能です．

使いやすい

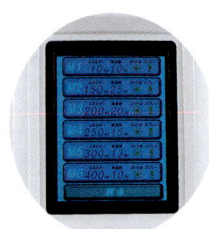

操作パネルにはカラー液晶タッチパネルを採用し，文字がみやすく，設定は画面に触れるだけで簡単に設定・操作できます．
柔軟性に富んだ特殊加工のレーザプローブを採用．大臼歯・上顎左側智歯にも容易に照射することができます．
照射方法はコンタクト方式．指先での接触感や切削感を把握しながら，狙った部位を確実に照射することができます．

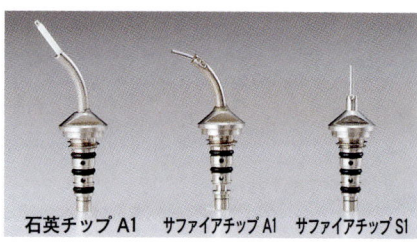

石英チップ A1　サファイアチップ A1　サファイアチップ S1

標準価格　オサダ エルファイン400　（DL-ER2）
¥6,500,000（税別）
医療用具承認番号：21400BZZ00215

オサダ ライトサージ3000（半導体レーザー）の適応症とその実際

西山俊夫
西山歯科医院
連絡先：〒250-0011
神奈川県小田原市栄町1-2-25 茂原ビル2F

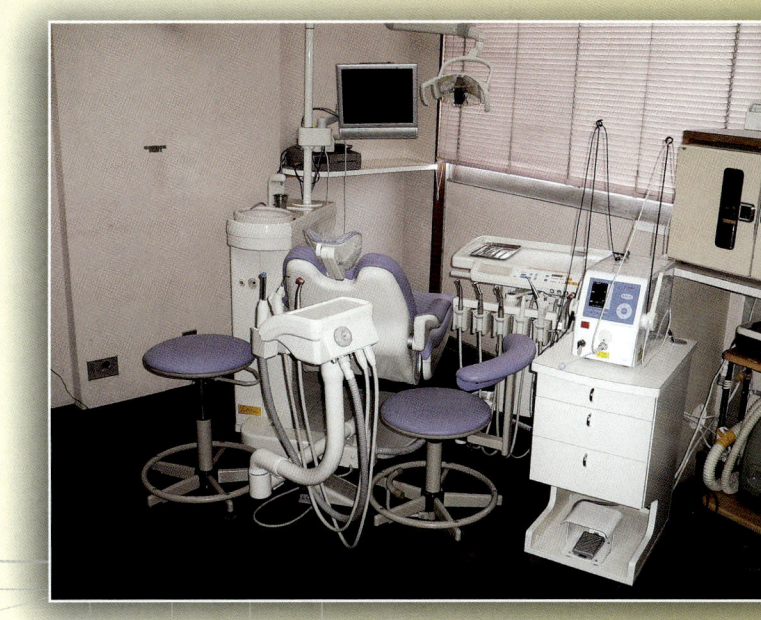

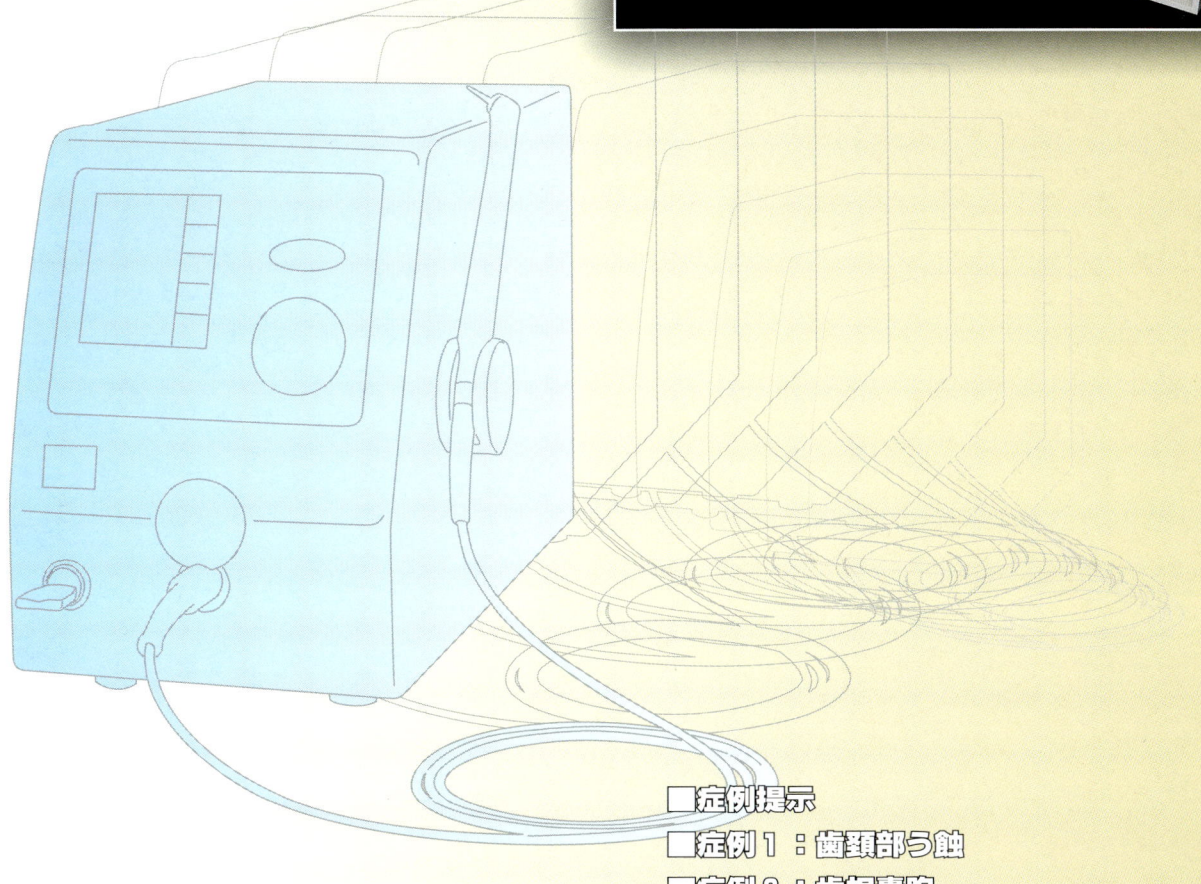

■症例提示
■症例1：歯頸部う蝕
■症例2：歯根嚢胞

はじめに

筆者は，レーザー光源のなかで半導体レーザーがもっとも小型，軽量，高効率，安価であること，種々の波長をもつレーザー素子があることに着目し，歯科治療への応用に向けて模索中であったところ，幸い2つの半導体レーザーの研究，開発，設計に携わる機会を得た．

1983年に東京医研の近藤周男社長の協力を得て，ソフトレーザーFOUR-LUCKによる臨床応用成績をあげることができたが，効果のメカニズムがわからずに苦慮していたところ，日本歯科大学新潟歯学部歯周病学の長谷川明教授(現在は名誉教授)のご配慮で，基礎的動物実験が行えるように教室員を動員でき，非常勤講師として研究成果をあげることができた．1988年に長田電機工業の長田康司社長よりハードレーザーの開発依頼があり，長田中央研究所をお借りして，研究員とともに基礎的実験を開始した．

歯科治療には硬組織に対するものと軟組織に対するものとがあるが，硬組織疾患の窩洞形成に用いる2.94μmのレーザー素子がなかったこともあり，比較的水とヘモグロビンに吸収されにくく，止血効果にすぐれた，安価で入手しやすい810±20nmのレーザー素子を用い，軟組織疾患の治療にターゲットを絞った．はじめてのことで先人の研究論文や参考資料がなかったため，試行錯誤で基礎研究を行い，半導体レーザーのもつ種々の特徴について検索した．半導体レーザー素子では炭酸ガスやYAGレーザーと異なり，長径30°，短径10°で拡がるので，照射口より離れるほどパワー密度が小さくなる．そこで，放射方式に工夫をし，光学レンズを用い，レーザー光を細いファイバーに集光させ，パワー密度が上がるようにするとともに，狭い口腔内で使いやすくした後，大学において動物実験，臨床実験を行い，ハードレーザー「オサダ ライトサージ3000」として1996年厚生省(現在は厚労省)の承認を得た．

現在，2,600台以上が市販され，一般臨床家に日常臨床で使用されている．

1. 症例提示

オサダ ライトサージ3000は，口腔軟組織疾患の小外科手術での止血・凝固・切開・蒸散と鎮痛・消炎・創傷の治癒促進に有効であるが，歯周ポケット掻爬術，歯肉切除術，歯肉整形術，小帯形成術，歯肉弁切除術，歯肉息肉除去，膿瘍切開，良性腫瘍摘出術，抜歯後の異常出血処置，口内炎の表面焼灼処置，根管治療，口角びらん処置，象牙質知覚過敏処置などに効果を発揮する．

今回は日常臨床でもっとも使用頻度の高い2症例を紹介する．

2. 症例1：歯頸部う蝕

患者：63歳，男性
主訴：歯頸部が黒いのが気になり来院．
診査：歯頸部に二次う蝕が認められた．
診断名：歯頸部う蝕(図1)
術前の処置と経過および治療方針：浸潤麻酔下，窩洞形成を行ったところ，う蝕が歯肉縁下に波及していたために出血し，直接コンポジットレジン(Composite Resin：以下CRと略)充填を行えなかったので，レーザーによる止血および歯肉整形術を行うことにした(図2)．
術名：CR充填時の止血および歯肉整形術
術式：照射条件は出力3W，SAT09接触型チップ(パワー密度29,921W/cm²)を用い，連続照射，切開速度3mm/secで歯肉上縁に照射して止血し，歯根面に沿って歯肉の整形を行った(図3)．照射時間は60秒であった．止血後，超音波治療器エナック(ST42A)で洗浄後(図4)，さらに3%過酸化水素水で洗浄し，炭化物を除去した．術直後は止血，創面の状態ともに良好であった(図5)．充填作業中は出血もなく，辺縁部が明瞭で確実なCR充填ができた(図6)．研磨して処置を終了した(図7)．
術後経過および予後：9日後，創面の治癒状態はきわめて良好で，腫脹，後疼痛もなく，完治した(図8)．

［症例１：歯頸部う蝕］

図１｜図２

図１　初診時．歯頸部う蝕．
図２　術前．窩洞形成直後歯頸部歯肉より出血が認められる．

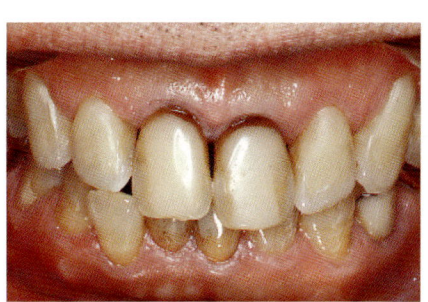

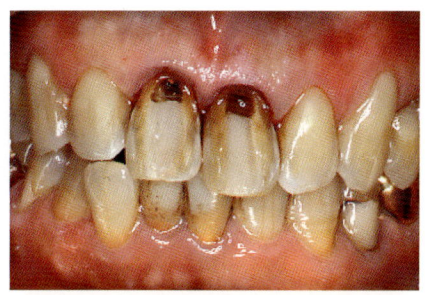

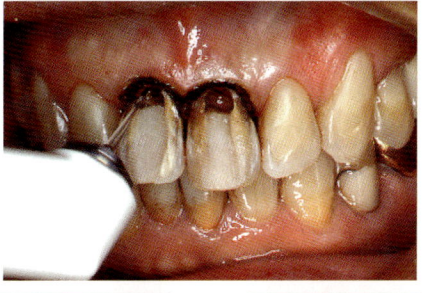

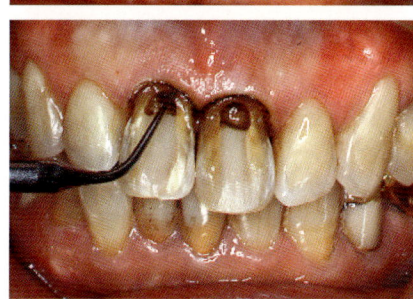

図３｜図４

図３　術中．３W，SAT09チップ，３mm/secで60秒レーザーを照射．歯肉整形と止血を行う．
図４　術直後．超音波治療器エナック（ST42Ａ）で洗浄．

図５　３％過酸化水素水で洗浄し，炭化物を除去．

図６　CR 充填後．

図７　研磨後．

図８　９日後．

使用のポイント：有髄歯の場合は歯髄炎や後疼痛の原因になることがあるので，歯根面に止めて照射しないことである．CR 充填時の血液や浸出液混入による接着低下，変色の防止に有効である．

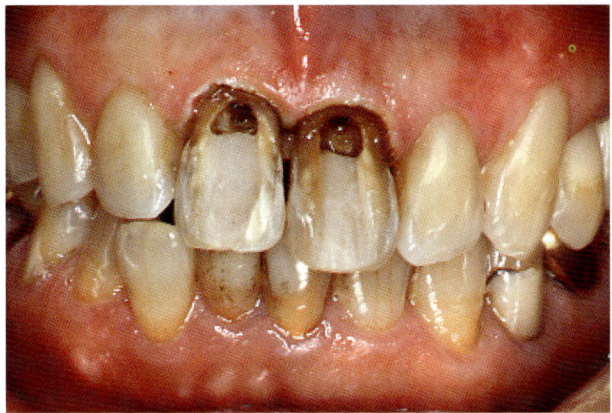

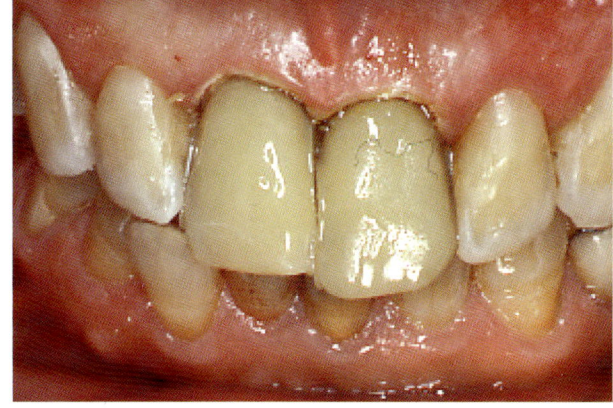

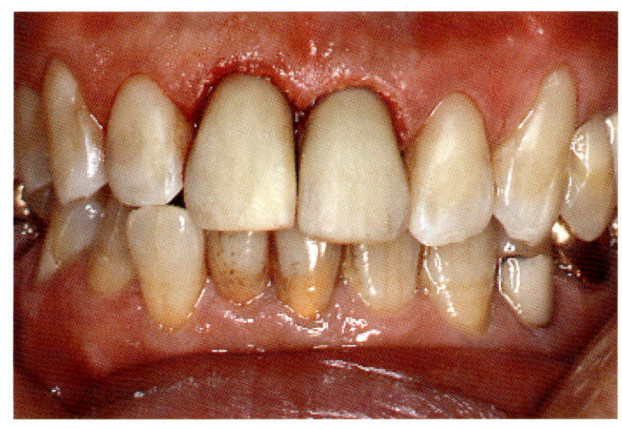

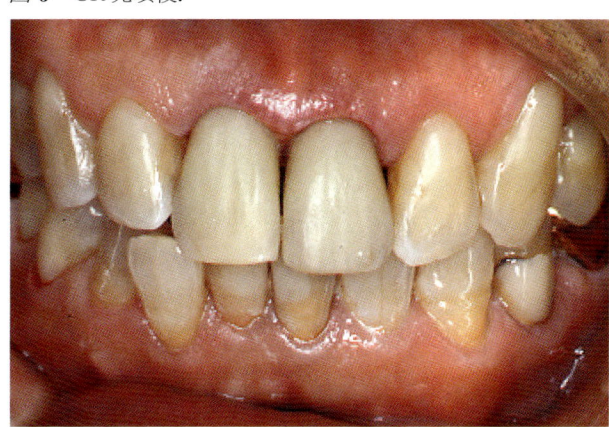

[症例2：歯根嚢胞]

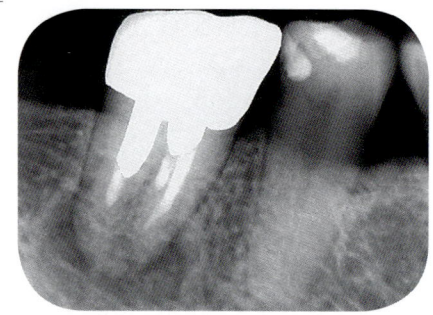
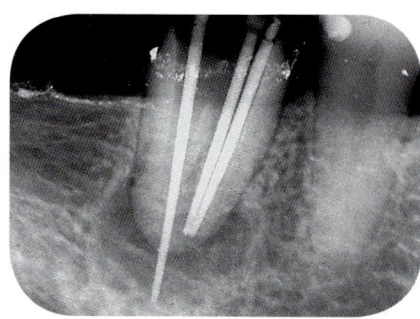
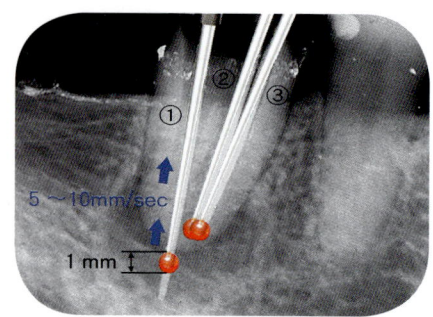

図9　術前．歯冠大の歯根嚢胞が認められる．
図10　根管拡大後，メインガッタパーチャポイント試適．
図11　レーザー照射中の模式図．

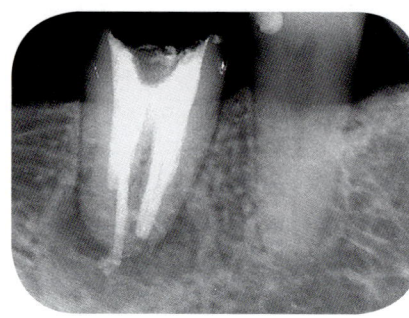
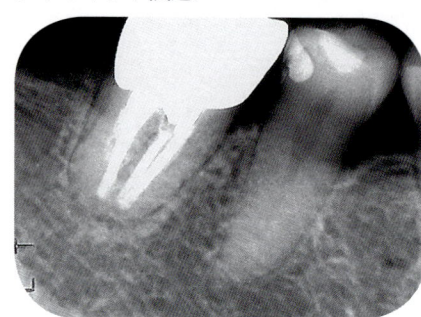

図12｜図13

図12　根管充填後．
図13　1年後．完治．

3．症例2：歯根嚢胞

患者：61歳，女性
主訴：食後に歯が浮いたような違和感があり来院．
診査：歯冠大の歯根嚢胞が認められた．
診断名：歯根嚢胞(図9)
術前の処置と経過および治療方針：旧冠除去後，術前のエックス線像などにより，根管の形状と方向を確認した後，通法に従いクァンテック・アクセス＃13(0.6mm径)まで根管拡大を行った．遠心根管①は膿汁が多量にでてきたため，根尖病巣破壊蒸散術＋根管内止血・殺菌・乾燥術を行うことにし，根尖部より1mm長く拡大し，根管長＋1mmをレーザー照射作業長とした．近心舌側根管②，近心頬側根管③は根尖部が破壊されてなく，アピカルシートを形成できたので，根管内止血・殺菌・乾燥術のみ行うことにし，根管長＝レーザー照射作業長とした．念のため，レーザー照射前に根管長の正確さを期するため，＃55のガッタパーチャポイントを挿入した状態でエックス線撮影を行い(図10)，正しい根管長とレーザー照射作業長を確認した後，無麻酔下で行った．

術名：根尖病巣破壊蒸散術＋根管内止血・殺菌・乾燥術

術式：照射条件は出力3W，0.3mm径のレーザープローブ LP-C/300接触型チップ(実際の出力2.4W：パワー密度30,573W/cm^2)を用い，連続照射，根管内移動速度5mm/secで行った．第1回目照射を，遠心根管①は根尖部より1mmファイバーの先端をだし，根尖部に止めた状態で2秒間照射し，根尖病巣を破壊蒸散すると，膿汁が湧きだしてきた．ついで，ファイバーを根尖より根管口に向かって5mm/secの速度で引き抜き，根管内の殺菌を3秒間，合計2＋3秒間行った．近心舌側根管②と近心頬側根管③はファイバーを根尖より根管口に向かって5mm/secの速度で引き抜き，根管内の殺菌を各々2秒間行った．

その後，1分間歯肉表面に軽くエアをかけて冷却した．第2回目照射を①は2＋3秒間，②，③は各々2秒間行った．第3回目照射を①は3＋3秒間，第4回目照射を3＋3秒間，第5回目照射を4秒間同

様の手順で行った．第1日目の照射時間の総合計は①が（2＋3）＋（2＋3）＋（3＋3）＋（3＋3）＋4，②が2＋3，③が2＋3秒であった（図11）．照射中の痛みはまったくなかった．レーザー照射直後に膿汁は止まったが，根管内が湿潤していたので，根管貼薬処置を行い，次回に根管充填することにした．

第2日目（3日後），根管内が多少湿潤していたので，再度，前回と同様の手順でレーザー照射を①が（2＋3）＋（3＋3），②が3，③が2秒間行った．綿栓で炭化物などをきれいに取り除いた後，完全に乾燥されて根管充填可能となったので，根管充填直前に根管内を殺菌するため，根尖より根管口に向かって5mm/secの速度で引き抜き，①が4，②が2，③が3秒間レーザー照射を行った．根管長測定時に用いた＃55のガッタパーチャポイントをメインポイントに，レーザー照射作業長より1mm短く根管長に合わせた長さに調整し，キャナルスNで垂直加圧根管充填を行った（図12）．

術後経過および予後：1年後，完治した（図13）．

使用のポイント：根尖部より1mmファイバーの先端をだし，根尖部に止めた状態で患者が熱さを感じるまで通常2～5秒照射し，根尖病巣を破壊蒸散すると，膿汁が湧きだしてくる．ついで，ファイバーを根尖より根管口に向かって5～10mm/secの速度で引き抜き，根管内の止血，殺菌，乾燥を行う．根管充填に際しては，根管内が乾燥していることを確認した後，根管充填を行う直前に根管内を殺菌するため，根尖より根管口に向かって5～10mm/secの速度で引き抜き，レーザー照射を行った後，根管長測定時に用いたガッタパーチャポイントをメインポイントに，レーザー作業長より1mm短く根管長に合わせた長さに調整し，キャナルスNで垂直加圧根管充填を行う．

まとめ

波長810nmのオサダ ライトサージ3000をハードレーザーとして接触で用いる場合は，色素選択性と組織深達性があるので，照射中ファイバー先端の黒い炭化物が瞬時になくならない出力がよく，先端出力が3Wまでであれば，10秒間空照射して炭化物が蒸散される程度なので，切開面の炭化層，熱変性層が少なく安全性があり，切開力も劣らないことがわかった．この性質を利用して軟組織の切開には3Wで切開速度は3～5mm/sec，搔爬には1～1.5Wで5mm/secが最適であることもわかった．ソフトレーザーとして非接触で用いる場合は，ファイバー先端を黒くせず，研磨しておくと組織深達性がでて有効であることもわかった．

従来法のなかにレーザーを活用すると，今まで困難であった治療も容易になり，診療の流れが変わり，治療時間の短縮，治癒率の向上も得られ，歯科治療になくてはならない器械になっている．

参考文献

1. 西山俊夫．高出力半導体レーザー（オサダライトサージ3000）装置の特徴と臨床（その1）．長田電機工業株式会社 ZOOM UP 1997；98：6-11．
2. 西山俊夫．高出力半導体レーザー（オサダライトサージ3000）装置の特徴と臨床（その2）．長田電機工業株式会社 ZOOM UP 1997；99：7-13．
3. 西山俊夫．高出力半導体レーザー（オサダライトサージ3000）装置の特徴と臨床（その3）．長田電機工業株式会社 ZOOM UP 1997；100：6-15．
4. 西山俊夫．高出力半導体レーザーオサダライトサージ3000の臨床応用．長田電機工業株式会社 ZOOM UP 1999；105：6-13．
5. 西山俊夫，西山優子．高出力半導体レーザーオサダライトサージ3000の臨床応用「効果的な歯内療法の実際」．長田電機工業株式会社 ZOOM UP 2000；111：6-15．
6. 西山俊夫．チップ・カバー装着型プローブの3Wにおける切開性試験．長田電機工業株式会社 ZOOM UP 2002；115：6-9．
7. 西山俊夫，西山優子．高出力半導体レーザーオサダライトサージ3000の特徴と臨床応用．長田電機工業株式会社 ZOOM UP 2002；115：10-16．

オサダ エルファイン400（Er:YAG レーザー）の適応症とその実際

石丸和俊／石丸美和子
神奈川県開業　かずみ歯科医院
連絡先：〒210-0848
神奈川県川崎市川崎区京町2-7-10-101

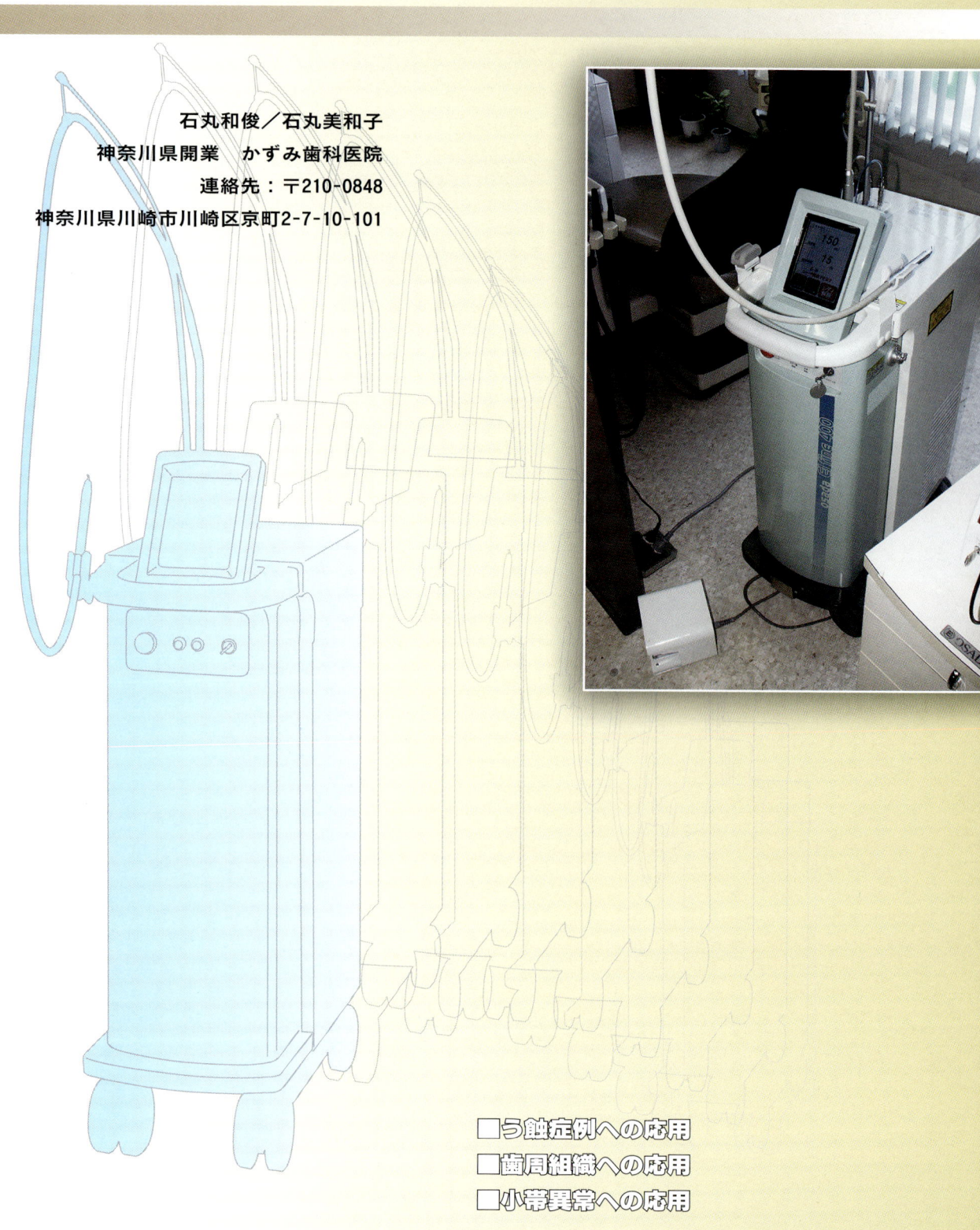

■う蝕症例への応用
■歯周組織への応用
■小帯異常への応用

[症例1：小児におけるコンポジット充填窩洞（ミラー像）]

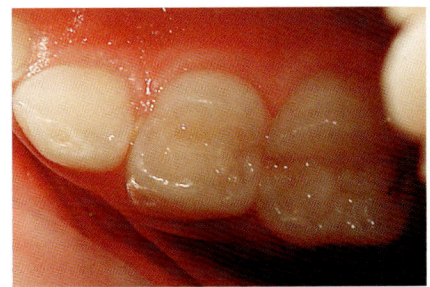

図1a 術前．上顎右側第二乳臼歯．近心隣接面に象牙質へ達するう蝕を認める．80mJ，10Hzにて69秒間照射．

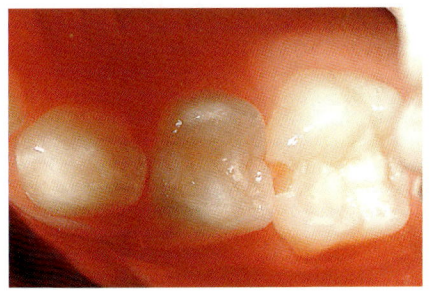

図1b 除去後．切削前は切削に対する恐怖感を訴えていたが，切削中は恐怖感・疼痛もなく切削終了．歯面処理はClearfil® MEGA BOND（Kuraray：Japan）をメーカーの指示に従って行い，低粘性コンポジットレジン（Tetric Flow, A3：白水貿易）にて充填．

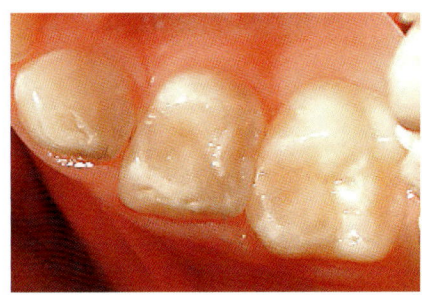

図1c コンポジットレジン充填1か月後．褐線，冷水過敏等の不快症状なし．

はじめに

2002年秋に発売された長田電機工業社製のEr:YAGレーザー手術装置「オサダ エルファイン400」も，2005年に小型軽量化をめざしてマイナーチェンジが施された．基本構成は変更されていないが，要所要所が再考され，大きさや重量，電力消費量が減少した．表示も蛍光表示からタッチパネル式の液晶に変更され，視認性や操作性が向上した．

1．う蝕症例への応用

Er:YAGレーザーの適応症例として最初にあげられるのは硬組織の切削である．エアタービンなどの回転切削より切削に時間はかかるが，音や振動が少ない切削が可能で，とくに乳歯の急性う蝕のような小児での使用に真価を発揮する．

症例1（図1a～c）は，6歳，男児の上顎右側第二乳臼歯に発生したう蝕を処置した症例である．この患者は，本格的な歯科治療はこれまで経験したことがなく，恐怖心が先立ってしまっていた．ラバーダムは苦しいといい，麻酔の注射筒はみせただけでパニックを起こし，高速回転切削器具は回りだした瞬間に逃避行動を起こすといった状況で，治療は非常に困難と思われた．そこで，Er:YAGレーザーを用いて疼痛を感じたら中断するとの約束のもとに切削を開始した．短時間の照射を繰り返して，処置可能であることを確認し，最終的に80mJ，10Hzにて69秒間照射してう蝕除去を終了した．若干疼痛は感じたようであったが，中断は要求されなかった．

象牙質と比較して照射条件やチップの耐久性に左右されるエナメル質であるが，乳歯や永久歯の平滑面の場合，端面出力が150～200mJあれば十分切削可能である．また，若干高目の出力を選択することにより，さらに軽快な切削も可能である．照射条件は，患歯や歯髄の状態，患者の疼痛に対する閾値などの不確定な要素が多分にあり，一概に規定はできないが，高目の出力と確実な注水が効率を上げるものと思われる．

う蝕が進行した症例でも歯髄症状を呈していない場合には，う蝕象牙質の除去を無麻酔で行うことも可能である．症例2（図2a～f）の上顎左側犬歯は，術前の診査（自発痛，誘発痛，打診，電気歯髄診）では歯髄反応をまったく示さず，歯髄壊死と診断して処置を開始した．術前麻酔は行わず，エアタービ

[症例2：間接覆罩窩洞の症例（図2b〜fはミラー像）]

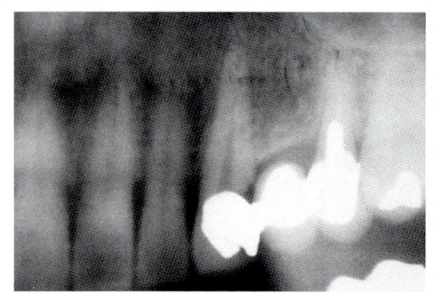

図2a 術前パノラマエックス線写真．上顎左側犬歯．遠心歯頸部にう蝕を認める．遠心の歯根膜腔は近心ほど明瞭ではない．

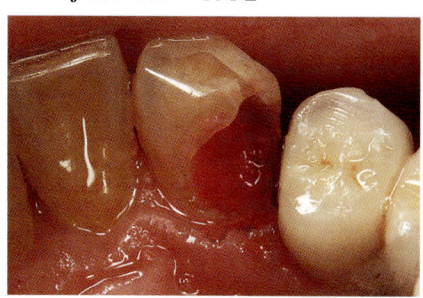

図2b インレー除去直後．歯髄腔へ達するかのような深いう窩が形成され，う蝕検知液®に濃染，DIAGNOdent®は最大値の99を示した．

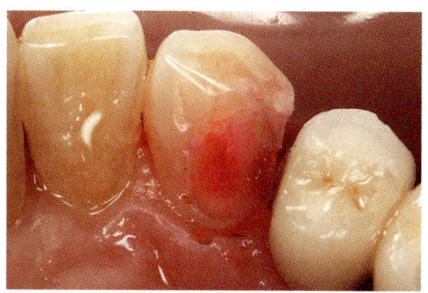

図2c う蝕除去中．40mJ，10Hzで大まかなう蝕象牙質を除去した状態．歯髄腔周囲は，う蝕検知液®に濃染し，周囲は薄く赤染している．DIAGNOdent®値は45〜88を示した．

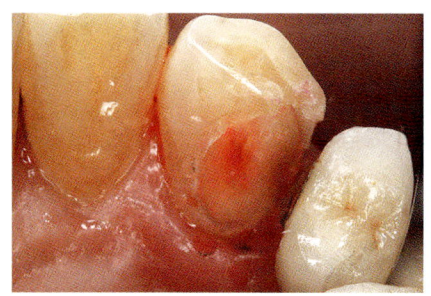

図2d う蝕除去終了時．30mJ，5Hzで慎重にう蝕象牙質を除去した状態．歯髄腔に相当する部位は，う蝕検知液®に赤染し，周囲は肉眼では赤染が判別できない．DIAGNOdent®値は歯髄腔付近では45を示したが，周囲は20を示す．

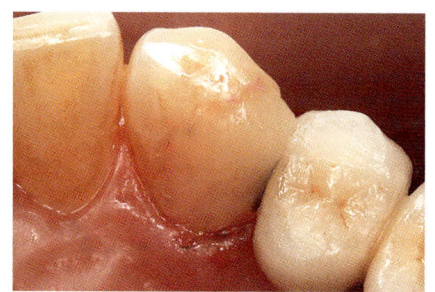

図2e 間接覆罩．歯面処理はClearfil® MEGA BOND（Kuraray：Japan）をメーカーの指示に従って行い，Protect Liner®（Kuraray：Japan）にて覆罩，通常のコンポジットレジン（AP-X，A3，Kuraray：Japan）を充填した．

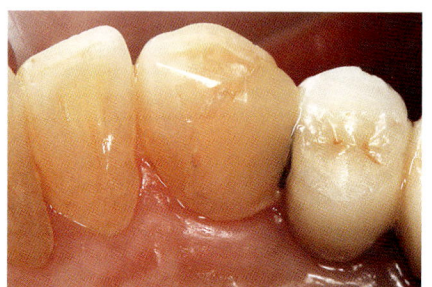

図2f 3か月経過時．自発痛，温熱痛，冷水過敏，打診痛などの不快症状なし．

ンでインレー体を除去した．低速の電気エンジンとスチールバーでう蝕の除去を開始したところで，切削痛を訴えた．そのため，Er:YAGレーザーでう蝕象牙質を除去し，間接覆罩（Indirect Pulp Capping：IPC）を施すこととした．なお，この症例はう蝕の除去の指標として，う蝕検知液®（Kuraray：Japan）とDIAGNOdent®（KaVo：Germany）を併用している．う蝕の除去が進むにつれて，う蝕検知液®の染色性やDIAGNOdent®が示す値が低くなっていった．本症例は半年後にコンポジットレジンを一度除去し，意図的に取り残したう蝕象牙質を除去してから再度コンポジットレジンで整形し，補綴物の支台歯として使用している．

歯科治療におけるストレスの原因は，視覚，聴覚，感覚（触覚や痛覚）に左右される．Er:YAGレーザーの適応症例においては，このいずれも軽減ないしは消失せしめる能力を有していると感じる．もっとも大きな変化が起こるのは切削時の騒音である．高速回転切削器具は慣れもあるが，術者はそう大きな騒音には感じられない．しかし，実際切削されている患者は切削される振動と機械音のダブルパンチを食らうわけである．これに対して，レーザーは光のもつエネルギーによって組織の切削や蒸散が行われるため，高速回転切削器具のような機械的な高周波は発生しない．歯の硬組織を切削する際に，Er:YAGレーザーの切削音は逆に術者には大きく感じられるが，患者は大して気にならないようである．ただし，適切な条件で切削を行わなければ，当然疼痛が発生する．周波数と出力を調整することにより，回転切削器具では無麻酔をためらうような症例でも，切削時の疼痛をコントロールして処置可能なことが多い．

[症例3：歯槽骨縁削除症例（ミラー像）]

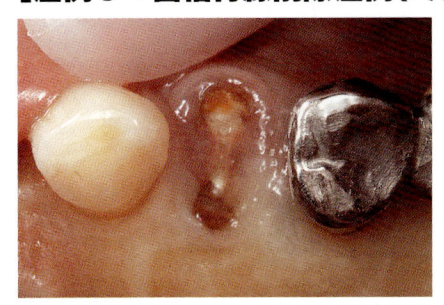

図3a 施術前．上顎左側第一小臼歯．歯冠補綴物が脱落したまま放置したため，歯肉に埋没している．

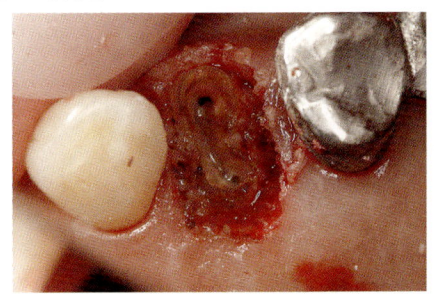

図3b 歯槽骨削除．事前麻酔後，歯根周囲を250mJ，15Hzで歯質が1mm以上確保できるまで切削・削除し，超音波スケーラーで残渣を除去した状態．

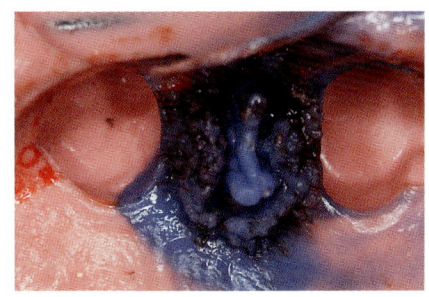

図3c 同部位の印象面．歯肉縁下に削除された歯槽骨表面の粗造な面が印記されている．

2．歯周組織への応用

　Er:YAGレーザーを歯周組織に応用する場合の適応症としては，メラニン色素の除去，小帯の切断・切除，歯肉切除，歯槽骨整形などが考えられる．う蝕の除去に使用した場合と異なり，このような組織再生能力の高い組織に照射する場合，半導体レーザーと違って癒着や増殖が起こることもある．量的に大きなものではないが，これが出血点や疼痛点となり，以降の治療時の妨げとなることがある．

　歯の支持組織である歯槽骨に手を付けることは，歯周外科を研修した歯科医師以外は勇気がいることと思われる．とくに開業医は感染の危険性や処置に時間を要することから，できることなら敬遠したいというのが本音であろう．しかし，Er:YAGレーザーを手に入れ，その特徴をふまえたうえで使いこなせば，かなり有効な治療器具を手に入れたことになる．たとえば，症例3に示したような歯肉に埋没してしまった歯根は，MTMで挺出させるか抜歯が選択されるものと思われる．感染根管治療を行うにしても，歯肉により仮封がもちあげられて封鎖性が維持できないことが多く，治療期間の遷延ないしは予後の不良をきたすことが考えられる．そのような症例に対して歯根を確実に露出させて維持することを，Er:YAGレーザーは容易に可能としてくれる（症例3：図3a〜c）．

　施術に起因する強い自発痛は多くの場合で認められないが，このような歯肉に関連する症例は，照射後，仮封材を切削面と密着させないと，前述したように上皮組織が歯と仮封材の間に迷入してくることがあるので注意が必要である．また，咀嚼時に仮封材が圧迫されると，違和感を覚えたり治癒が遷延する．

3．小帯異常への応用

　オサダ エルファイン400本来の適応症から若干逸脱するが，舌強直症や小帯の高位付着といった小帯異常に対しても効果を発揮する．

　症例4（図4a〜c）に示すように，切断が非常に小さく限局した症例では，切開後の創面は開放を維持する．患者は7歳，女児で身体的特記事項はない．「ラ」行の発音がしにくいことを主訴に来院．舌尖を上顎前歯に付けることが困難で，舌を前方にだそうとすると舌背中央部が丸く膨隆する典型的な先天性の舌強直症と診断し，舌小帯切断術を施術．事前麻酔後に70mJ，10Hzで19秒間照射し，舌小帯付着部を切断した．術後1週間くらいは酸味に対して反応したが，その後緩解し，1か月後には何ら不快症状は示さなかった．「ラ」行の構音障害も消失した．

　これに対して，小帯内の結合組織性の腱線維まで切断する場合には，創面に何らかの癒着防止策を行わなければならない（症例5：図5a〜c）．患者は63歳，男性で，身体的特記事項はない．上顎の義歯を入れ

[症例4：舌小帯切断術]

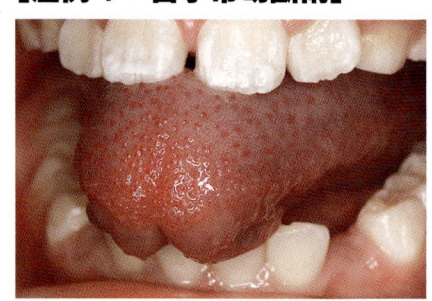

図4a　施術前．患者は7歳の女児．舌尖を上顎前歯につけることも困難で，舌を前方にだそうとすると舌背中央部が丸く膨隆する．

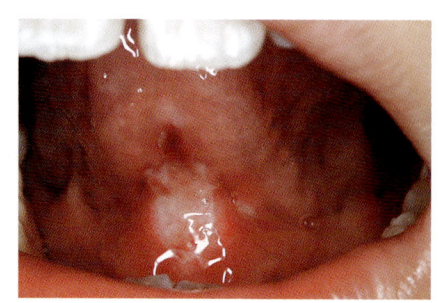

図4b　施術後2日目の状態．口蓋に舌尖が接触するようになった．

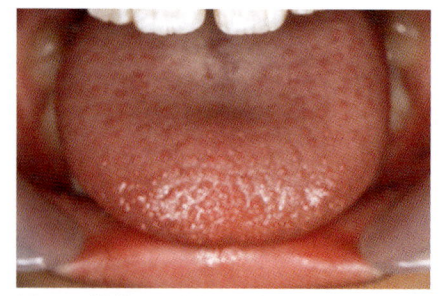

図4c　術後1週間ほど酸味に対して疼痛を感じていたが緩解し，現在は何ら問題なし．舌を前方に突出させた状態であるが，舌の運動の妨げが消失した．

[症例5：上唇小帯切除術]

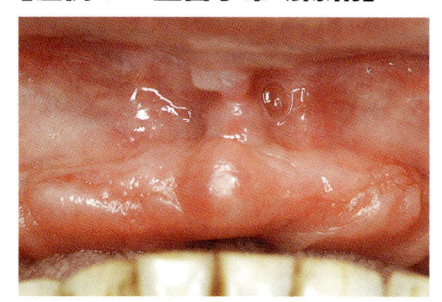

図5a　施術前．上顎義歯床が上唇小帯の圧迫と損傷を惹起している．

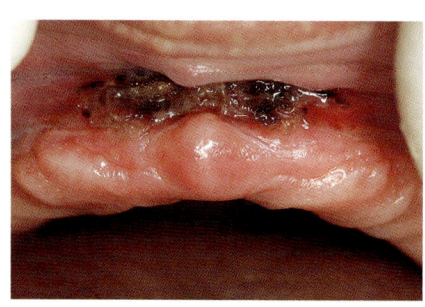

図5b　施術翌日の状態．創面の保護と癒着防止のため，シアノアクリレートを塗布してある．

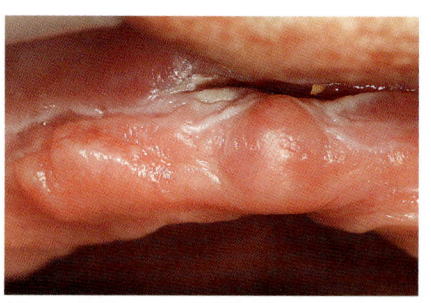

図5c　施術から2週間経過した状態．術後1週間で保護膜を除去し，創面を口腔内に曝気させて上皮の改善中．上顎義歯による摂食時疼痛は消失．

ていると痛いとの主訴で来院．上唇小帯の肥大ないしは上顎前歯部の歯槽骨吸収にともなう相対的な高位付着が原因と考え，上唇小帯切除術を施術した．上唇小帯を切除後，創面の保護・癒着防止のため，シアノアクリレート系接着剤を用いた．切除表面に適量の薬剤を散布後，弱圧エアにて全面にわたるように伸展した．

　術後の誘発痛などは保護膜によってかなり抑制されるが，時間の経過とともに膜が剥離し，義歯床などの外来刺激に対して違和感を覚えてくる．この保護層は術後1週間で除去した．

まとめ

　長田電機工業株式会社製 Er:YAG レーザー手術装置「オサダ エルファイン400」を用いた臨床症例を多数行ってきて感じることは，口腔外科の処置の一部が最小限の設備で行えることである．また，術後疼痛の発現頻度は少なく，発現したとしても軽微なことが多い．粘膜下に及ぶ処置を行った場合には，必ず抗生物質と消炎剤と鎮痛剤を処方するが，ほとんどの患者は鎮痛剤を服用しないで来院することが多いことからも，その効能のほどが伺えるものと思われる．

使いやすさを追求！
エア冷却機能搭載の
パルス Nd：YAG レーザシステム

ネオキュア7200（neocure7200）
ネオキュアハイパー（neocure hyper）
ネオキュアマルチ（neocure multi）
歯科用 Nd：YAG レーザ装置（Dental Nd：YAG Laser）

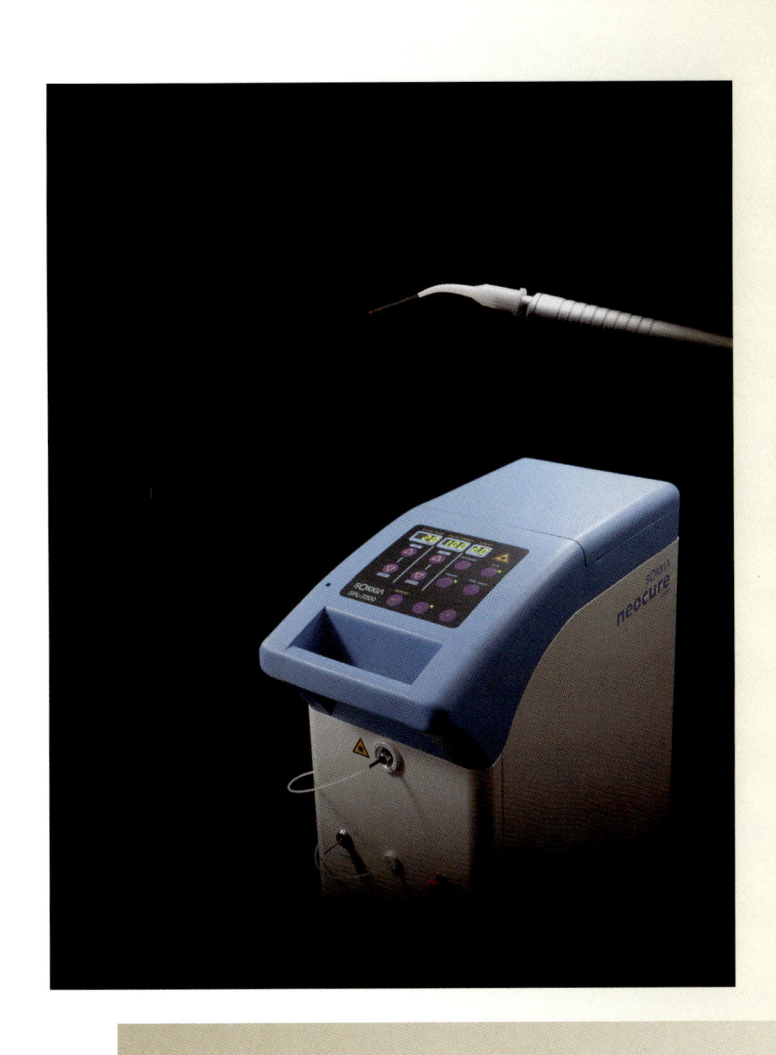

SOKKIA

世界の歯科医療に貢献する **株式会社 松風**

●本社：〒605-0983京都市東山区福稲上高松町11・TEL(075)561-1112代
●支社：東京(03)3832-4366 ●営業所：札幌(011)232-1114/仙台(022)299-2332/名古屋(052)709-7688/大阪(06)6252-8141/福岡(092)472-7595

http://www.shofu.co.jp

ネオキュアは熱作用による影響や危険性が少ない，歯科用 Nd:YAG レーザ装置です．生体組織（硬組織・軟組織）の切開，止血，凝固，蒸散処理に効果があり，従来の治療法に比べて，ストレスを減らした治療を行うことができます．

レーザの最大出力はネオキュア7200とネオキュアハイパーが7.2W，ネオキュアマルチが4.0W．パルスエネルギーの最大はネオキュア7200とネオキュアマルチが200mJ／パルス，ネオキュアハイパーが400mJ／パルスです．

EMC 適合：ネオキュア7200，ネオキュアハイパー，ネオキュアマルチは医用電気機器 EMC 規格 JIS T 0601-1-2：2002に適合しています．

ネオキュア7200

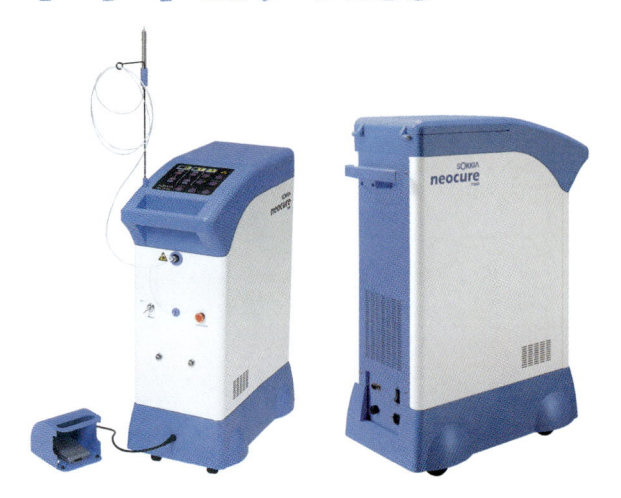

熱影響が少ない Nd:YAG レーザ

熱作用による影響や危険性が少ない，エア供給機能搭載のパルス Nd:YAG レーザ装置です．

安定性を追求したワンショット機能

断続的にレーザを照射できるワンショット機能が，レーザの当て過ぎを防止します．

早い立ち上がり

わずか2～3秒で立ち上げが完了．電源 ON から待ち時間を要しません．

みやすく操作性に優れた大型操作パネル

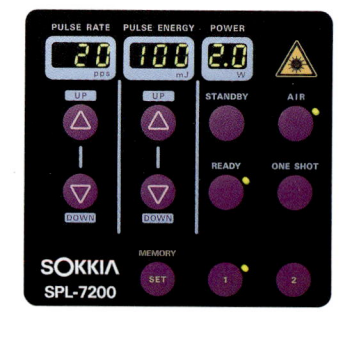

安心の国内開発・生産

万全のアフターサービスが安心をお約束します．

セレクトカラー
（ネオキュア7200／ネオキュアハイパー）（オプション）

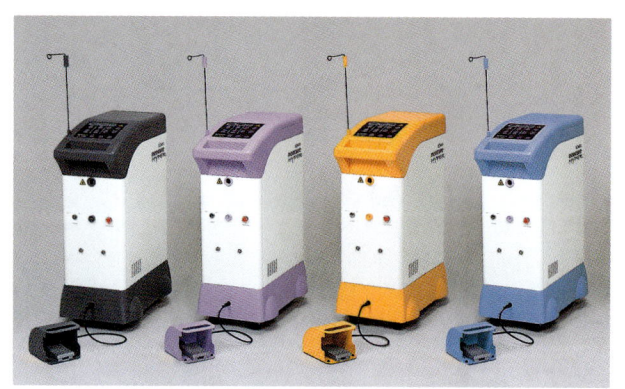

お客様のお好みで，診療室やチェアによりマッチしたカラーリングを有料オプションでお選びいただけます．

色調

7200：グレー，バイオレット，オレンジイエロー
ハイパー：グレー，バイオレット，オレンジイエロー，
　　　　　ブルー（7200同一色）

使って実感！ ハンドリングを徹底追求

しなる,自由なファイバー

軽くて柔軟なファイバー，タービン感覚のペン型ハンドピースで繊細な操作が思いのままです．

患部冷却用エア供給

レーザファイバーと同軸上で正確なエアブローができます．
アシスタントを必要とせず，作業効率もアップします．

接触，非接触法が自在

ファイバーの接触，非接触の制約がなく，さまざまな症例に対応できます．

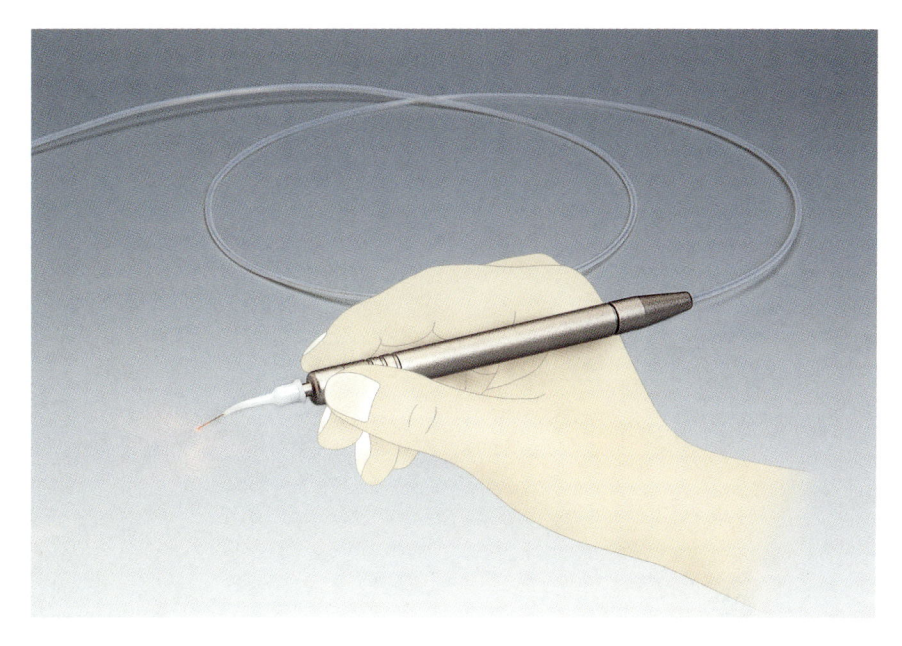

ファイバーの長さ調節だけで全症例に対応

太さ320μm(標準)のファイバーは，細部への挿入も容易で，幅広い用途に効果を発揮します．
特別なチップは必要ありません．
ファイバーはカットして繰り返し使用でき，経済的です．

ネオキュアハイパー

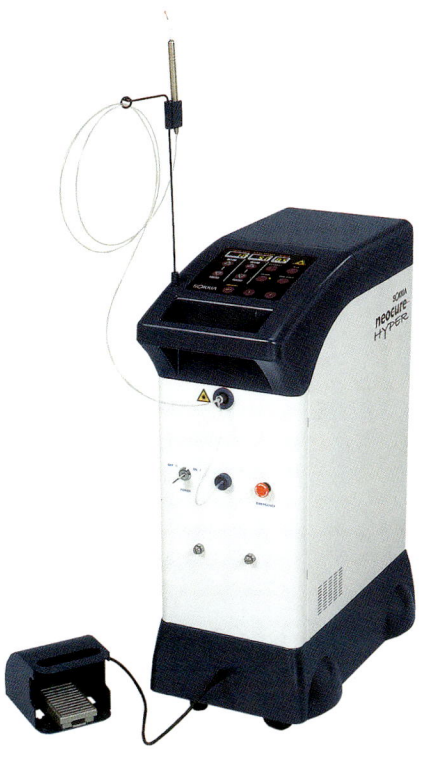

ハイパワー400mJ

より高いピークパワーを使用し，熱損傷の少ない治療ができます．

シングルパルスモードを採用

ハイパワー400mJをピンポイントで照射できます．

※基本特性はネオキュア7200と同様です．

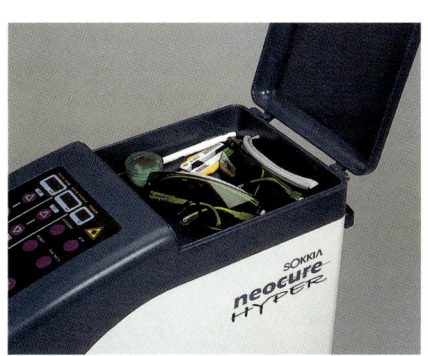

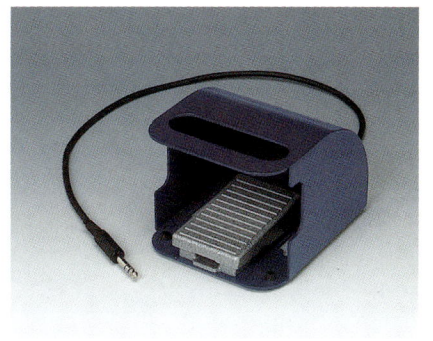

大容量の付属品ケース　　　　**ガード付きフットスイッチ**

ネオキュアマルチ

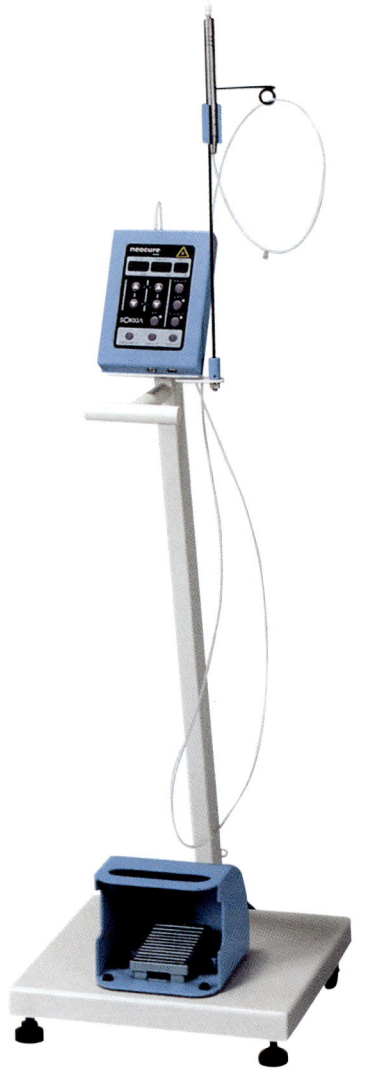

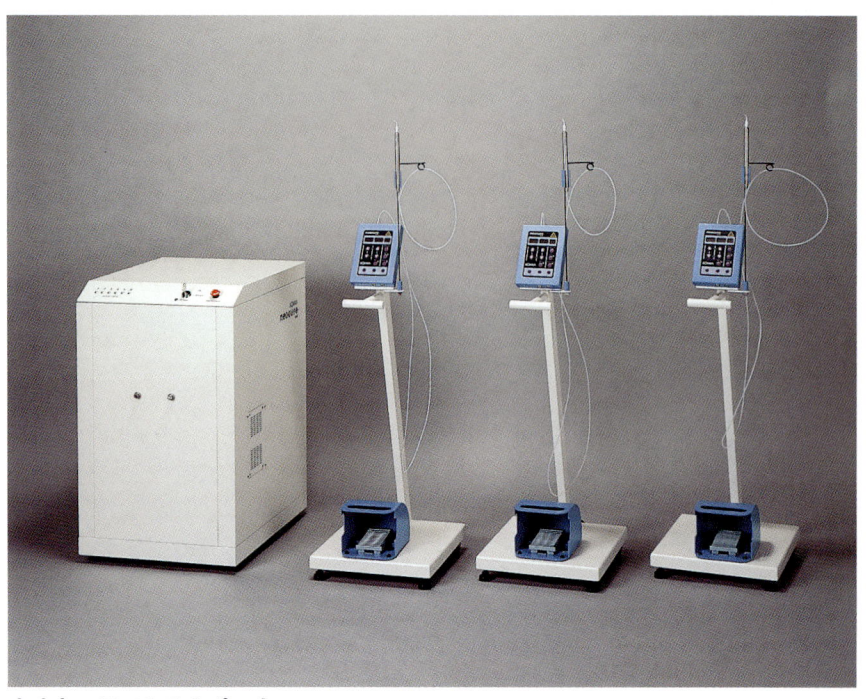

ネオキュアマルチ3ポート

ネオキュアマルチポート部

レーザ1台を複数のユニットで共用

パネル操作ひとつで即座に治療を開始．ユニット常設のタービン，エア・バキュームを扱う手軽さでレーザ治療が行えます．
レーザの分岐数は，診療室に合わせて3～6台の選択が可能です．
※複数ユニットでの同時使用はできません．

セットアップのタイムロスを軽減

面倒な装置の移動，それにともなうトラブルの心配がなくなります．
また，移動ごとのセットアップ(電源接続，部品準備，電源スイッチ投入など)が不要です．

操作部のユニット直付けが可能

操作パネルをチェアに直付けすることで，十分な診療スペースが確保できます．
シンプルなチェアサイドは従来のレーザ治療のイメージを一新します．

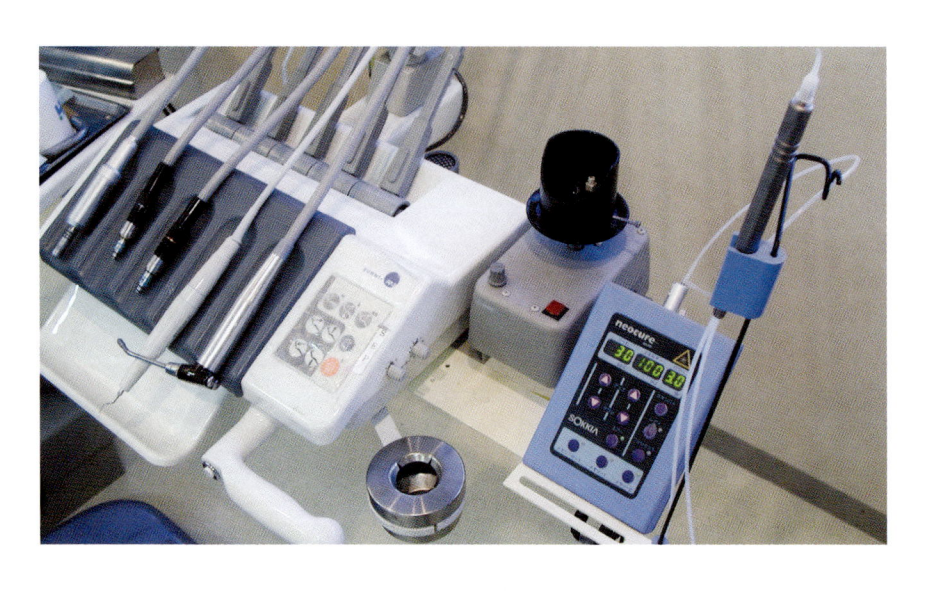

ネオキュア7200（Nd:YAGレーザー）の適応症とその実際

永井茂之
永井歯科診療室
連絡先：〒141-0031
東京都品川区西五反田8-1-14 最勝ビル1F

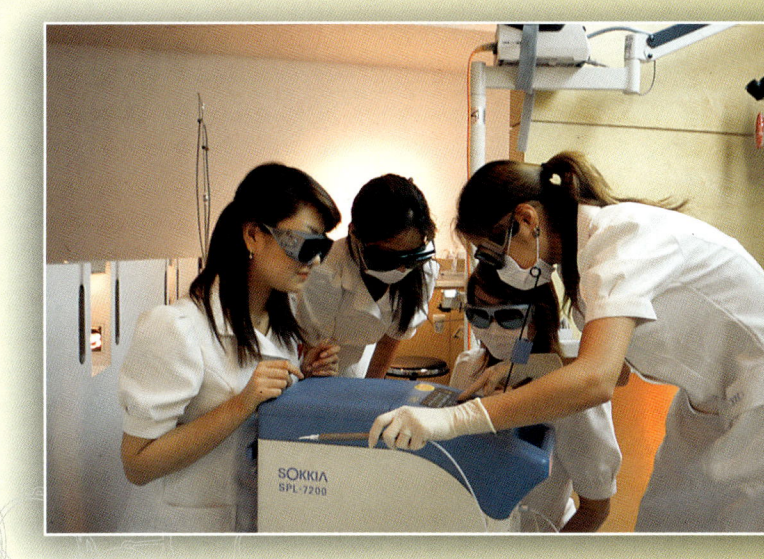

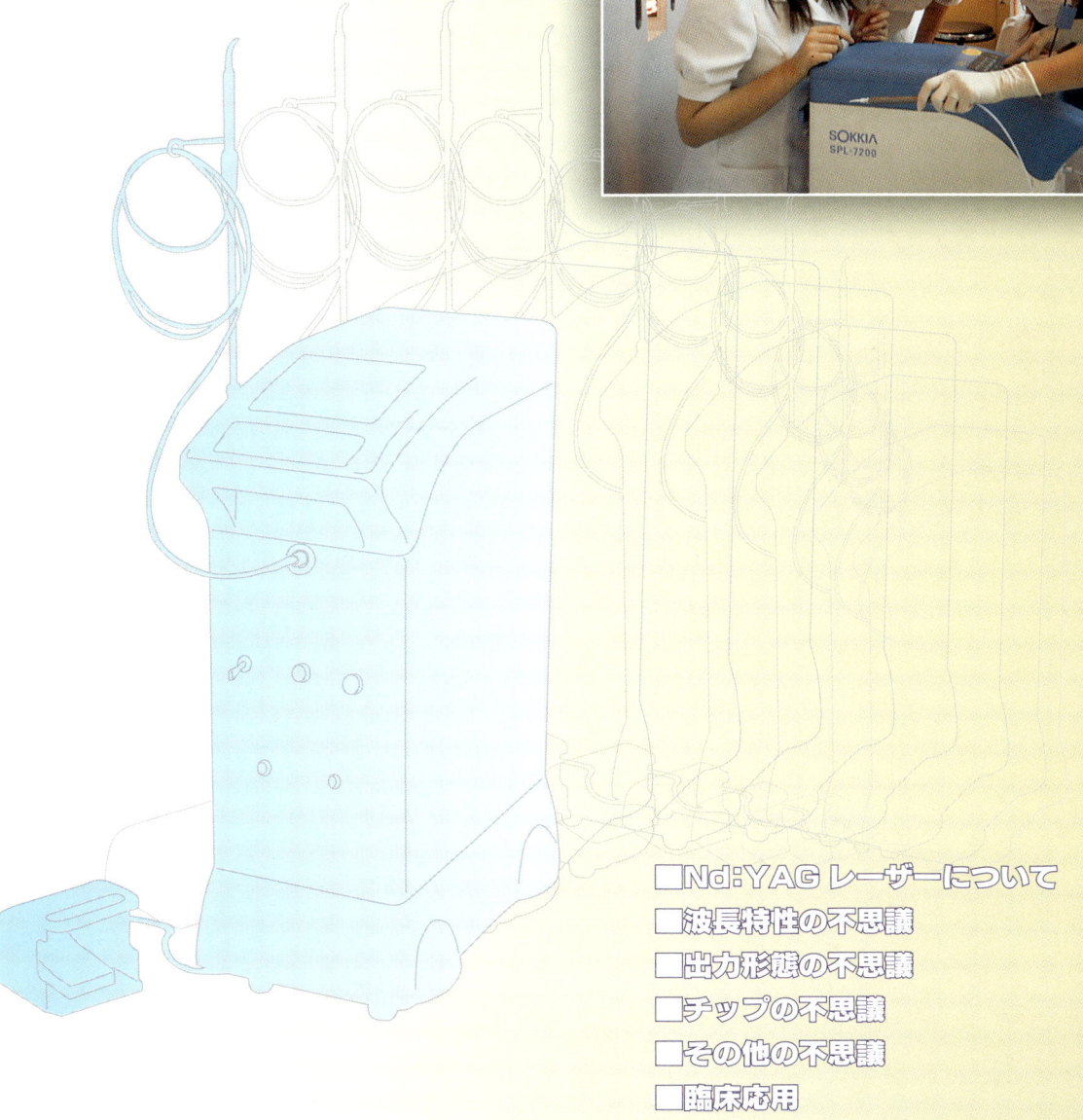

■ Nd:YAGレーザーについて
■ 波長特性の不思議
■ 出力形態の不思議
■ チップの不思議
■ その他の不思議
■ 臨床応用

1．Nd:YAGレーザーについて

　Nd:YAGレーザーは不思議なレーザーである．他の種類のレーザーを使用すると，Nd:YAGレーザーが特種であることがますます実感される．それゆえ，使えないと思う先生もいるであろうし，おもしろいと思う人もいるであろう．筆者自身の実感は，これは使える！である．以下にNd:YAGレーザーの不思議について述べてみたい．

2．波長特性の不思議

　一般に，Nd:YAGレーザーは黒色色素によく反応するといわれている．しかし，色素にはKTPレーザー，アルゴンハードレーザー，半導体レーザーがよりよく反応する．よく反応するとは，よく吸収されてさまざまな効果を発揮するということである．また，ヘモグロビンの吸収においても，KTPレーザー，アルゴンハードレーザー，半導体レーザーに劣る．さらに，軟組織に多く含まれる水分でも非常に低い吸収である．歯のエナメル質での吸収も歯科用レーザーで最低かもしれない．吸収されない電磁波は反射・拡散・透過でどこへ行ってしまうのであろうか．エネルギーの無駄ということなのであろうか．

　しかし，ここで最低のレーザーであるといってしまうのは早計である．他のレーザーほど軟組織が切れない，硬組織が削れないといったイライラするこのNd:YAGレーザーの不思議は，炎症を起こしている軟組織によく吸収するのである．健全な軟組織を切開しようとしてもなかなか反応してくれないのに，赤く腫れあがった歯肉，あるいはポケット内で容易に出血を起こす炎症をもった上皮によく反応する．この健康な組織と炎症をもった組織への吸収の落差が絶妙な波長とみる．

　水分によく反応するEr:YAGレーザーや炭酸ガスレーザーは，組織に対して無差別攻撃である．色素，ヘモグロビンによく吸収するKTPレーザー，アルゴンハードレーザー，半導体レーザーはその落差にとぼしくなる．KTPレーザー，アルゴンハードレーザーの軟組織に対する反応はまるで炭酸ガスレーザーのようによく切れるのである．半導体レーザーのなかに980nmでNd:YAGレーザーの1,064nmに近い波長のものがある．では，その反応はNd:YAGレーザーに近いかというとそうでもない．ここに波長特性だけでは語れない不思議がある．それが出力形態である．

3．出力形態の不思議

　Nd:YAGレーザーは不思議である．無麻酔で処置を行っても，患者はあまり痛くないそうである．それは，出力形態がフリーランニングパルス発振であるからと説明される．「ネオキュア7200」のレーザー照射の時間は1発90μs，すなわち9/100,000秒である．

　たとえば，よく設定される100mJ，20Hz（＝20pps，1秒間に20発の照射）で口腔内に10分当て続けたとしよう．10分間踏みっぱなしである．ところが，実際に口腔内にレーザー光が照射されたのは，トータルで約1秒でしかない．Nd:YAGレーザーの総エネルギー量は1,200Jである．1,200Jの熱量を炭酸ガスレーザーでだすならば，2Wに設定して連続波で10分間当て続けることと同じである．Nd:YAGレーザーを10分，炭酸ガスレーザーを10分とすると，その間，9分と59秒を休んでいるNd:YAGレーザーのほうが痛くないに決まっている．980nmの半導体レーザーは残念ながらフリーランニングパルスではない．しかも，100mJに設定した「ネオキュア7200」1発のパワーは1,000Wを超える．1,000Wを1秒間に20回，計20,000Wである．でている時間が短いので1秒間の平均出力が2Wということになる．フリーランニングパルスとはそういうことなのである．こんなにおもしろいレーザーは他にない．

4．チップの不思議

　石英ファイバーチップを金太郎アメのようにパキ

[歯周病への応用]

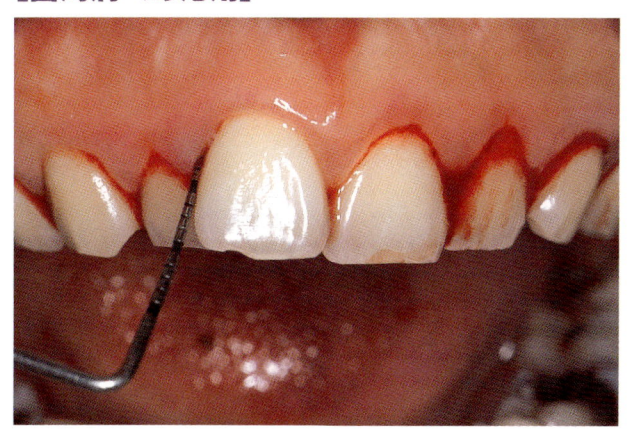

図1 術前．24歳，男性．ブラッシング時の疼痛と出血，歯肉の腫脹を主訴に来院．

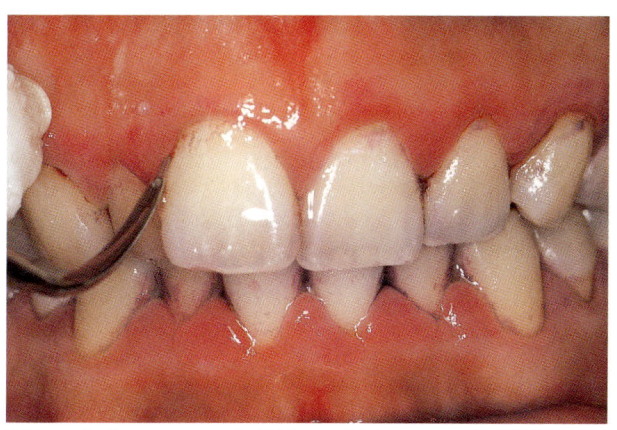

図2 ポピヨンヨードを使用し，超音波スケーラー（ピエゾンマスター400：松風）の根面用チップで根面のデブライドメントを行った．

パキ折って使用するNd：YAGレーザー．先を尖らせることもできる．ファイバートリーマーで尖端を加工すると，ホットチップになりやすく，切開が少し早くなる．ホットチップとは，レーザー光がファイバー尖端で吸収され，ファイバー自体が熱くなって組織を焼き切ると思えばよい．あるいは，上手にクリービング（切断）されたファイバーからは，たとえば1発1,000Wのレーザー光がでているので，組織が蒸散される．しかも，照射される組織の状態により反応の仕方が違うのは，波長特性のところでふれた．いかなるときにホットチップにするべきかが重要であろう．

Nd：YAGレーザーの臨床は単純ではなく，それぞれの症例に応じた使用法を選択する必要がある．ファイバーの状態で組織に対する反応が違ってくるNd：YAGレーザーは不思議である．当てれば切れるレーザーではないし，そこが臨床的に優位であったりする．

5．その他の不思議

HLLT（光生物学的破壊反応）において不思議なNd：YAGレーザーは，LLLT（光生物学的活性化反応）の効果が高いと思われる．とくに，外科処置後の疼痛の出現が低いようである．疼痛緩和にソフトレーザーのように使用することができ，また組織活性化にも働くそうである．根管内象牙質への深達度に優れ，滅菌範囲も広い．根面のエンドトキシンの不活性化にもよい．しかも，よくメインテナンスされた根面での吸収は弱く，ダメージが少ない．Nd：YAGレーザーを使用していたら不思議と治りがよくなったという先生がいる．滅菌やエンドトキシンの不活性化など，目にみえない効果が現れたのであろうか．骨や線維や細胞が活性化されたのであろうか．たとえば，1秒間に20,000Wの出力（100mJ，20Hz）をどのようにコントロールすればそのような効果が期待できるのであろうか．そして，そのときに照射される組織の状態はどのようにコントロールされるべきなのであろうか．

6．臨床応用

1）歯周病への応用

Nd：YAGレーザーがもっとも得意とする臨床応用に歯周治療があがっても不思議ではない．ポケット内に挿入しやすい細いファイバー，炎症性歯肉への吸収の高さ，滅菌力の強さ，よくメインテナンスされた根面での為害性の低さ，エンドトキシン

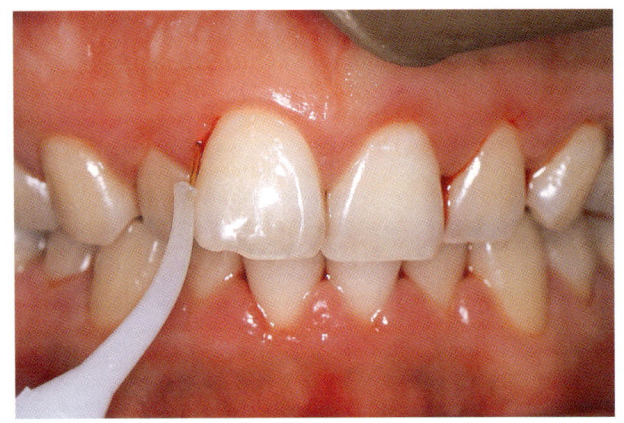

図3 ポケット内にNd:YAGレーザーを照射し、上皮の剥離を行った。320μm石英ファイバーチップ、100mJ、20Hz、無麻酔、エア冷却なし。

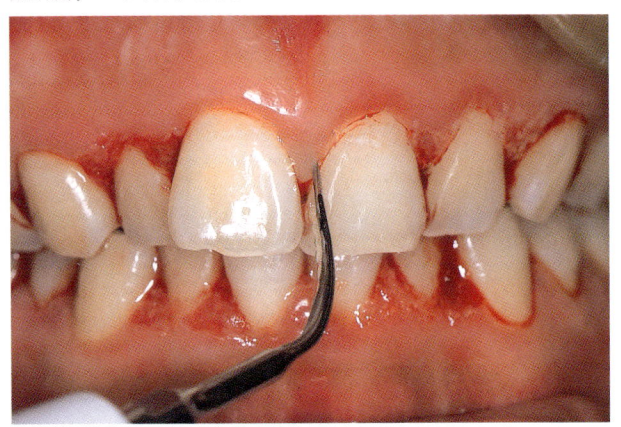

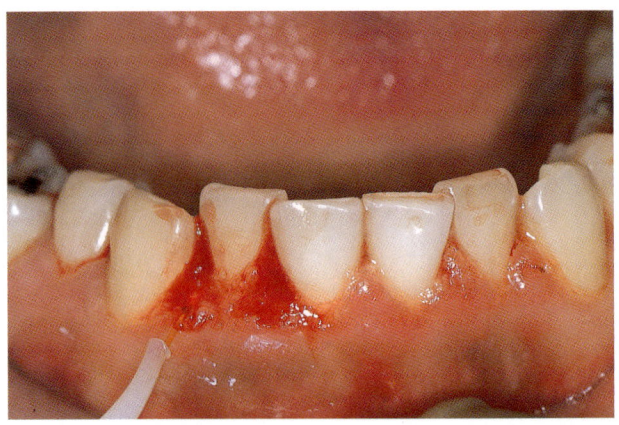

図4 とくに腫脹のひどいところは、同じパラメータで歯肉切除を行った。無麻酔下。

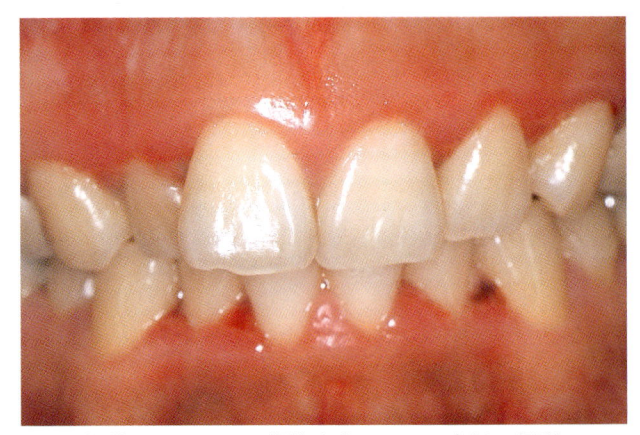

図5 レーザーによる歯肉切除とポケット内上皮の剥離を行ったのち、ポビヨンヨードを使用して超音波スケーラー（ピエゾンマスター400：松風）のイリゲーション用チップでポケット内の洗浄を行った。

図6 術後1日。とくに術後疼痛もなく、良好に経過している。術後指導が重要なポイントとなる。

の不活性化の高さ、フリーランニングパルスによるポケット内での熱蓄積の低さなど、歯周ポケット内で効果の高いレーザーであることに間違いはない。
Nd:YAGレーザーを歯周治療に応用する際の一般的な手順を示す（図1～8）。

① TBIおよび歯面の清掃、縁上の歯石、プラーク除去、機械的研磨を行い、プラークの再付着の起こりにくい環境にしておく。

② 薬液を使用した超音波スケーラーで歯肉縁下の根面処理（歯石の除去、バイオフィルムの破壊）を行っておく。必要に応じてハンドスケーラーでルートデブライドメントを行う。

③ プロービング値を参考に、付着を破壊しないためにポケット底より1mm浅いところまでNd:YAGレーザーを使用し、ポケット内の上皮を蒸散する。

④ ポケット内のイリゲーションを行う。

⑤ 生理食塩水などで濡らした滅菌ガーゼで歯肉を根面にしっかりと押さえつけておく。

⑥ 適切な術後指導を行う。

以上、手順①、②はレーザーを使用しなくても行うことである。そこに手順③のレーザー照射を加えることで、歯周治療に従来法とは異なったアプローチが加わる。

今さらではあるが、歯周病はポケット内が主体の感染症である。生体の防御反応とポケット内の歯周

図7 術後1週間．ブラッシング時の出血も疼痛も消失している．Nd:YAGレーザーは歯肉の炎症のコントロールにすぐれたレーザーである．

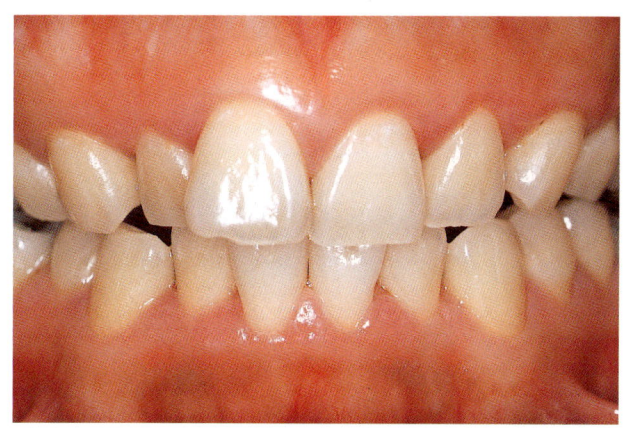

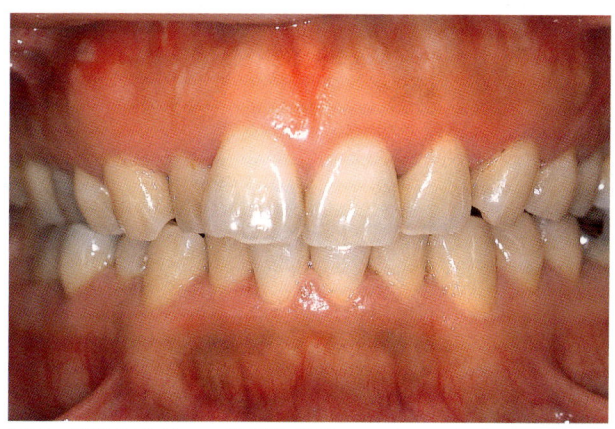

図8 術後12か月．口腔衛生指導と，患者の努力で健康な口腔内が維持されている．

病病原菌とのバランスが崩れることで歯周病が進行する．不正咬合の関与でさらに悪化する．それゆえ，咬合の安定と細菌のコントロールを行う必要がある．多くの細菌は根面にバイオフィルムとして付着して層をなす．また，ポケット内には浮遊している細菌，ポケット内上皮に付着して上皮内部にまで入り込んでいる細菌もいる．そうした汚染された根面の処理法は薬液（ポピヨンヨードが一般的）を使用した超音波スケーリングが有効である．そして，セメント質内に浸透した細菌毒素であるエンドトキシンに対してのアプローチはライトハンドデブライドメントなど，結局機械的にセメント質ごと削り取る方法しかなかったのが，Nd:YAGレーザーを使用することで不活性化が期待される．さらに，ポケット内に浮遊する細菌，上皮に入り込んでいる細菌をターゲットにすることにより，ポケット内処理がより理想的になることは想像にかたくない．

ポケット内照射を行う際に注意すべき点は，レーザーファイバーはつねにポケット内上皮に向けられており，根面に向けないことである．根面，あるいはセメント質に対して積極的な照射を行う必要はない．エンドトキシンの不活性化にはそれほど多くのエネルギーを必要としないからである．また，ファイバー尖端は，ポケット内上皮を一層剥離し，付着を期待するのであれば，ホットチップとして使用するのが簡便である．急性炎症の消炎を期待，つまり，ポケット内の滅菌のみを目的とするならば，ホットチップではなく，よくクリービング（切断）された尖端出力の強いファイバー尖端を維持することに努める（図9）．

レーザーを照射したままファイバーをポケット底まで入れると，せっかくの付着部に熱的損傷が起きるだけでなく，当然，疼痛を誘発することにもなるので注意が必要である．術中に疼痛がある場合，Hzに応じたファイバーの動かし方が行われていない場合が多い．Hzを下げることで痛くなくなる場合もあるが，1か所にとどまることなくスムーズにポケット内上皮に照射を行うことが肝要である．どうしても術中疼痛がある場合は，麻酔を行い，疼痛のコントロールを行う．

手順④で示したように，レーザーで死滅した細菌や蒸散された上皮片をイリゲーションしてポケット内から追いだしておくことは重要な手順である．ここでも先に使用した超音波スケーラーを使用すると簡便である．このとき，イリゲーション用の刃の付いていないチップを使用すればよい．手順⑤は急性炎症などの滅菌を目的とした照射の場合は必要ではない．ホットチップでポケット内上皮を一層剥離した場合，新鮮上皮を根面に押さえつけることで新たな付着を期待する．このときは，術後3〜4週はポ

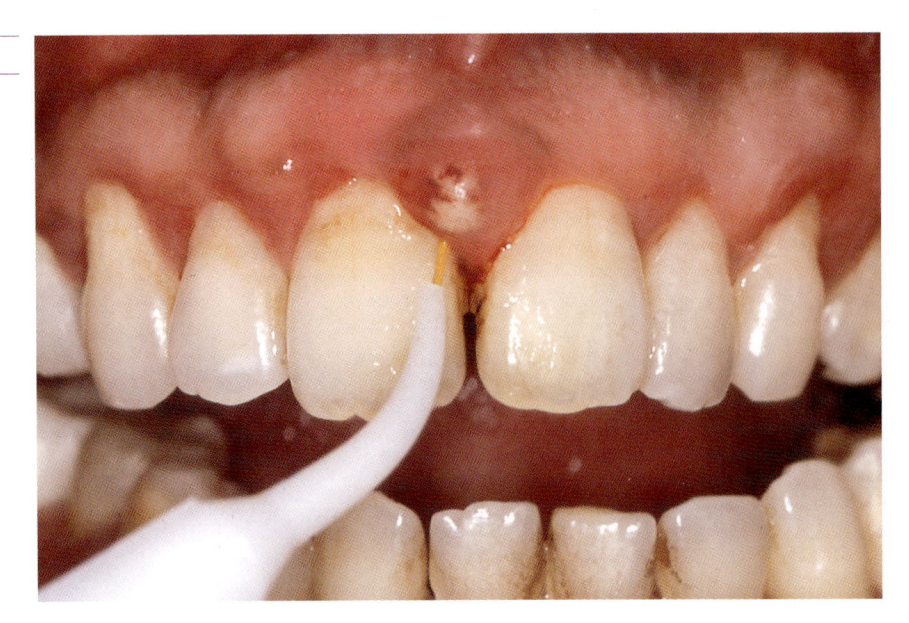

[出力の強いファイバー尖端]

図9 急性の炎症に対し，ポケット内の滅菌を目的に照射．よくクリービングされたチップを用い，とくに上皮の蒸散を試みない．

ケット内を触らないように注意する．その間の縁上プラークの管理の徹底はいうまでもない．

　歯周病は全身状態とのかかわりが深く，歯周ポケットへのアプローチだけでは限界があることも多い．局所だけでなく咬合も含めて全体をみる目が必要である．また，1クール，4クールなどと画一的なポケット内照射も行われているようであるが，各ポケット，各個人で病態も異なるため，照射のターゲットと目的を明確にし，とりあえずレーザーを当てておくということは慎まなければならない．

2）歯肉メラニン着色症

　黒色メラニン顆粒によく吸収し，フリーランニングパルスで熱蓄積による変性の少ないNd:YAGレーザーは，歯肉メラニン着色の除去に向いている．とくに術後疼痛の出現が少ない．他のレーザーでも除去は十分可能であるが，術後の違和感の少なさでNd:YAGレーザーが勝る．これはNd:YAGレーザーのもつ疼痛緩和効果もかかわるのであろうが，適切な手技による変性層の厚み，止血効果などによるものと考える．そのため，チップ尖端はホットチップになると凝固，変性層が厚くなるので，極力ホットチップにならないように注意する．

ファイバーを上皮基底層に平行にもぐり込ませ，メラニン層の蒸散を行う（永井法）．剥離されて可動する上皮はガーゼ等で除去しておく（図10）．基底層は波打っているので，真皮に深く入った上皮基底層のメラニン顆粒は黒いつぶつぶに残存するが，あえて除去はしない．これを除去しようと深追いすると，真皮の蒸散が多くなるため，治癒の遅延，術後の違和感が増大する．放置しても審美的に問題はない．メラニン顆粒を産生するメラノトームが残留することになるが，完全に除去したところで，結局メラノトームは上皮基底層に出現する．原因除去を徹底したほうが，再発は少ないと思われる．とくに，喫煙は一大原因である．

3）審美補綴への応用

　Nd:YAGレーザーの真骨頂であるといっても過言ではない．審美領域の支台歯マージンのマージンティッシュトリートメントにNd:YAGレーザー以外に何が使用できるのであろうか．使用できないのでプロビジョナルレストレーションを徹底的につくり込むのである．

　最終補綴物の仮着を外したとき，コンタクト調整の不備でマージンに歯肉がのってきていることがあ

[歯肉メラニン着色症]

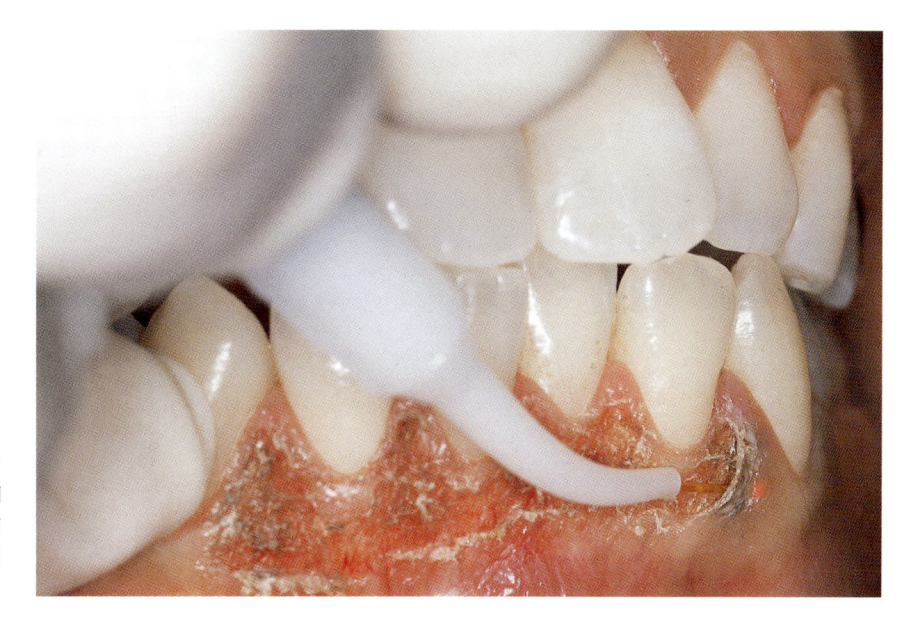

図10 永井法にて歯肉メラニン除去を行っているところ．80mJ，30Hz，浸潤麻酔下．この場合もシャープにクリービングしたチップを用い，ホットチップにしないように心がける．

る．そのようなときに，歯のマージンにあまり反応せずに歯肉を蒸散するNd:YAGレーザーは有効である．それでも歯のマージンへの直接の照射は避ける．チップ尖端はホットチップとシャープなクリービング断面との両方を状況に応じて使い分ける．どちらにせよ，熱変性層を極力少なくすることを考える．チップ尖端がシャープな断面のときは，歯をも変性させる危険性がある．接着に影響するのでマイクロスコープ下での操作が望ましい．

それにしても，他のレーザーに比べ，その安全性は群を抜いて高い．ラミネートベニアの接着時の応用も当院では日常である．プロビジョナルレストレーションのマージンが不備で歯肉に炎症を起こしてしまうと出血するが，このときはホットチップにして少し焼くことで止血する．デフォーカスで照射し，止血する方法もあるが，凝固，変性のコントロールが困難である．審美領域では，コンタクト照射で凝固変性層をつくるほうが，術後の歯肉退縮の危険性が少ない（図11）．

4）口内炎，口角炎，疼痛緩和

いわゆるLLLTに利用することもできるのがNd:YAGレーザーのよさである．組織深達性に優れたNd:YAGレーザーの疼痛緩和効果は十分に期待できる．ファイバーはよくクリービングされており，デフォーカス照射を行うのが一般的である．レーザー光の反射を少なくするため，照射面の組織はよく乾燥しておくことが大切である．放置しておいても治るので患者サービスでもある．疼痛緩和がなされるだけで，早く治るわけではない．しかし，経験的に早く治るような気もする．

5）歯牙知覚過敏症

どのレーザーでも応用がきく．とくにNd:YAGレーザーを使用する必要はない．咬合とブラッシングに留意することが肝要である．

6）小帯切除，エプーリス切除等の軟組織小手術

他のレーザーに勝る効果を得るためには，熱変性の少ない切開を行う必要があり，熟練を要する．ホットチップにすることで時間を短縮できる．

7）歯への応用

レーザーの歯質への応用は，HLLTでは接着の阻害が懸念され，LLLTでの耐酸性の付与に関しても，適切なパラメータおよびエネルギー密度，照射時間

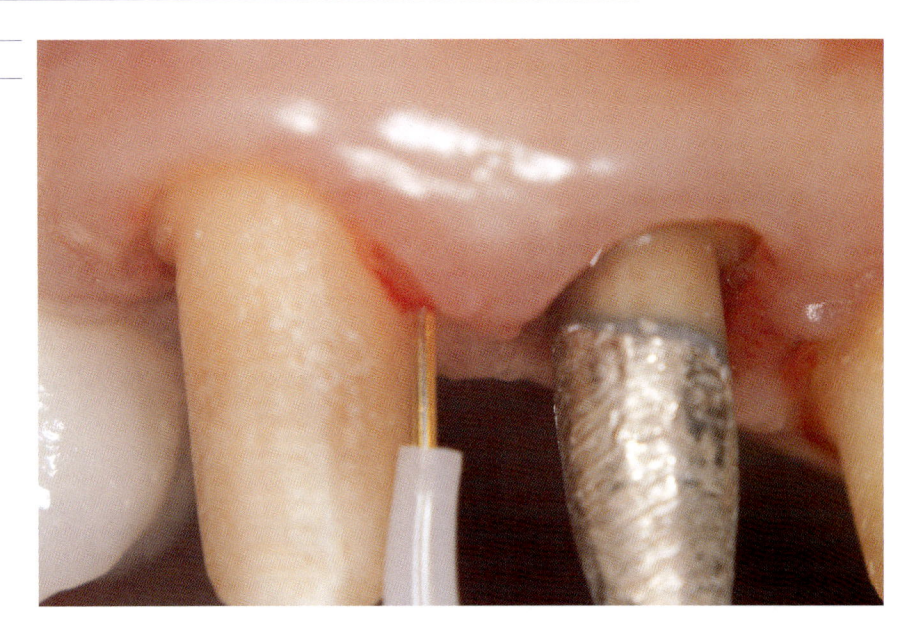

[審美補綴への応用]

図11 形成された歯のマージンを変性させずにマージンティッシュトリートメントができるNd:YAGレーザーは,審美修復補綴に欠かせない非常に有効なツールである.

等のエビデンスに乏しく,他レーザー同様,現時点においてわざわざレーザーを使用するほどのことはない.

8）顎関節症,神経麻痺等の口腔外への応用

たまたまよくなることがあるのは他のハードレーザーと同じである．ソフトレーザーの接触法が理論的に有利である．

9）根管治療への応用

気休めに使用することはある．しかし,他のレーザーに比べてNd:YAGレーザーの有効性は高いと思われる.歯周組織への影響を考慮し,アピカルシートより1mm程度引いたところで100mJ,10Hzで1秒のみ照射しているが,効果の判定が困難である.

使い勝手のよさと
快適な治療環境を実現

Inpulse
インパルス デンタルレーザー

歯科用パルス発振型 Nd:YAG レーザー

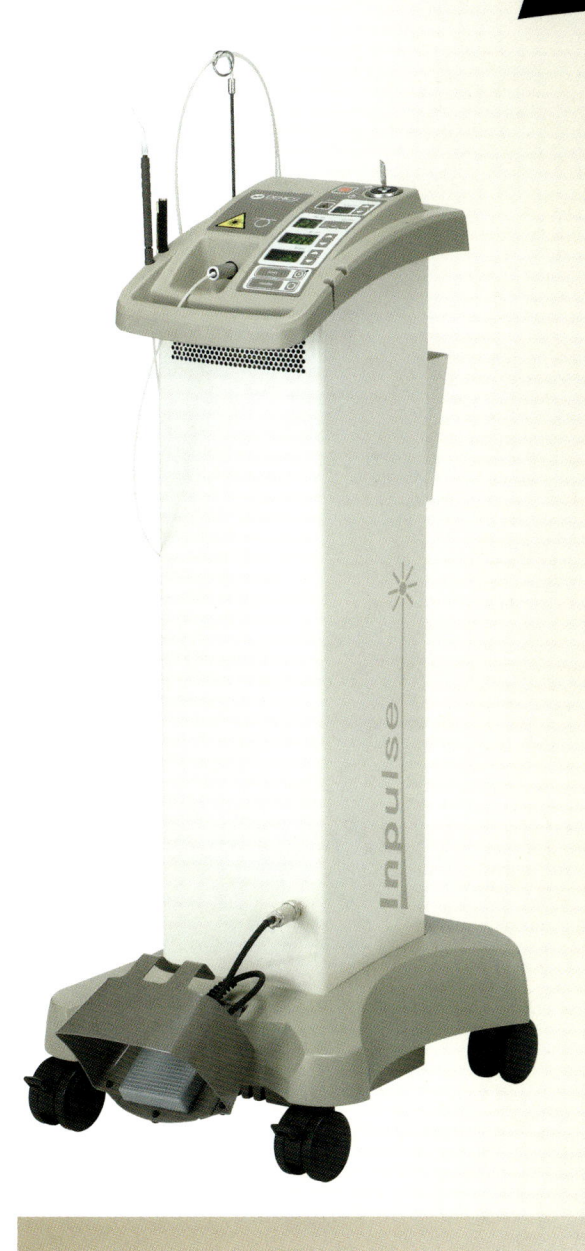

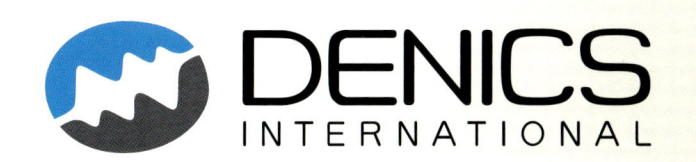

DENICS INTERNATIONAL

株式会社デニックス・インターナショナル
〒151-0051 東京都渋谷区千駄ヶ谷1-7-16
Tel.03-5775-0515

Nd:YAGレーザーの4大特長

導光方式
オプティックファイバーであらゆる部位に照射可能

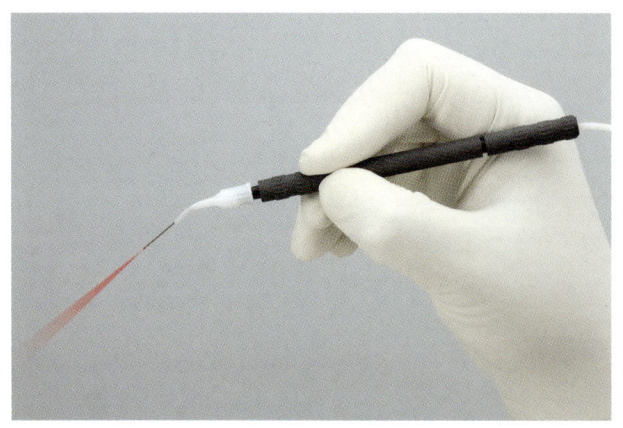

Nd:YAGレーザーはファイバー方式を採用しているため，口腔内のあらゆる部位に照射することができる．とくに狭い部位へのアクセスを得意とし，ファイバーサイズも200μm，320μm，400μmと3タイプあり，歯肉ポケットや根管内も#25相当の拡大で照射できる．

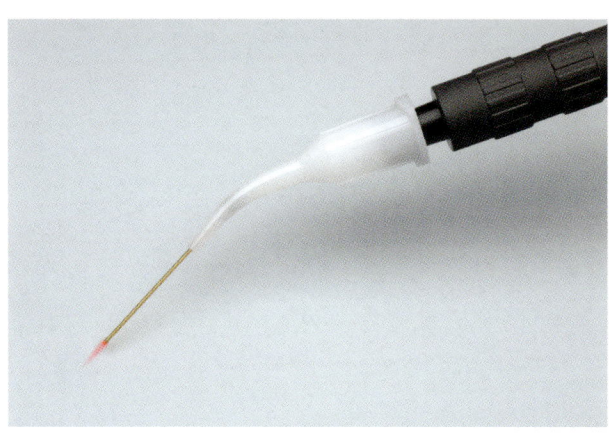

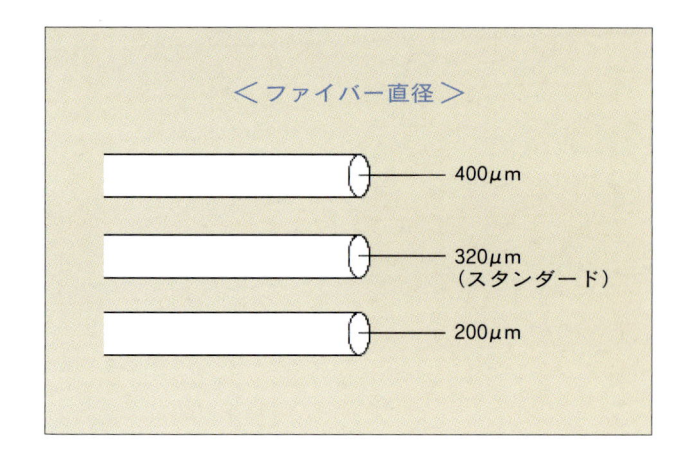

＜ファイバー直径＞
- 400μm
- 320μm（スタンダード）
- 200μm

フリーランニングパルス発振
パルス発振方式で熱的影響を最小限にとどめ，痛みがでにくい

非常に短い時間で最大出力1,000W以上のエネルギーを放出し，つぎの放出までに十分な時間があることにより熱を軽減する時間が長いため，周囲組織に熱が生じず，術中の疼痛の軽減などの組織の効果が大きいと同時に健康な組織へのダメージも少ない．また1パルスの幅を1/10,000秒にすることにより，本体にはエアーや注水の機能の装備を必要としない．

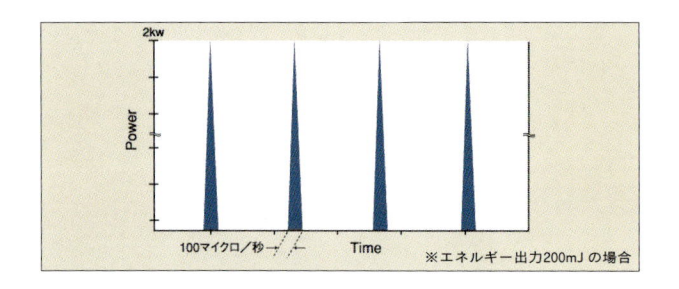

1パルス波の幅は1/10,000秒という非常に幅の狭い，かつピークパワーの高い（最大2kW）パルス波となっている．熱作用が瞬間的なので，安全で使い勝手にすぐれた設計を実現している．これによって，ほとんどの症例において麻酔を使わない治療が可能になる．

優れた組織浸透性
組織浸透性にすぐれ，レーザー麻酔効果が得やすい

Nd:YAGレーザーの波長は水分の吸収率が低く，組織の内部まで浸透する性質をもち，とくに疼痛緩和効果を得やすい．

色素選択性

組織の表層でレーザー光を吸収させることも可能

すぐれた浸透性をもつ反面，反応剤を塗布することで組織の表層でレーザーエネルギーを吸収させることができ，応用範囲が広い．

Inpulseの特長

レーザーの臨床応用の広がりとともに，新たなスタイルへと成長を遂げている．

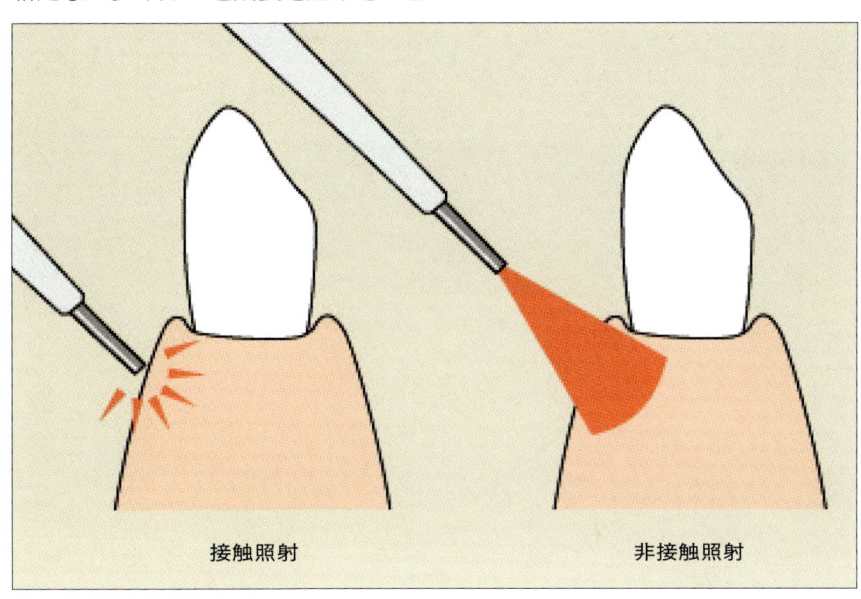

接触照射　　　　　非接触照射

多彩な照射方法

オプティックファイバーの導光により，接触および非接触にて，レーザー照射することが可能．さまざまな症例に応じて使用することができる．
＊ハンドピースのスリム化に加え，ファイバーは非常に細く術中の手首などにかかる負担は大幅に軽減されます．

出力の設定方法

・mJ（ミリジュール）設定：1cm^3の水温を1℃上昇させるエネルギー量
　20mJ～200mJまで設定可能
・Hz（ヘルツ）設定：1秒間のパルス発振設定
　5Hz～100Hzまで設定可能
各症例や先生方の手技に合せた，きめ細やかな設定を実現．

タイマーの装備

1，2，3，4，5，10～90secまで設定可能．
タイマー機能により，5パルス／秒からの照射により，熟練を要する単発照射も容易．

最大出力

6Wまでの発振が可能．口腔内での使用に効果的で安全な数値を考慮．mJとHzの設定で自動計算表示される．

■コントロールパネル

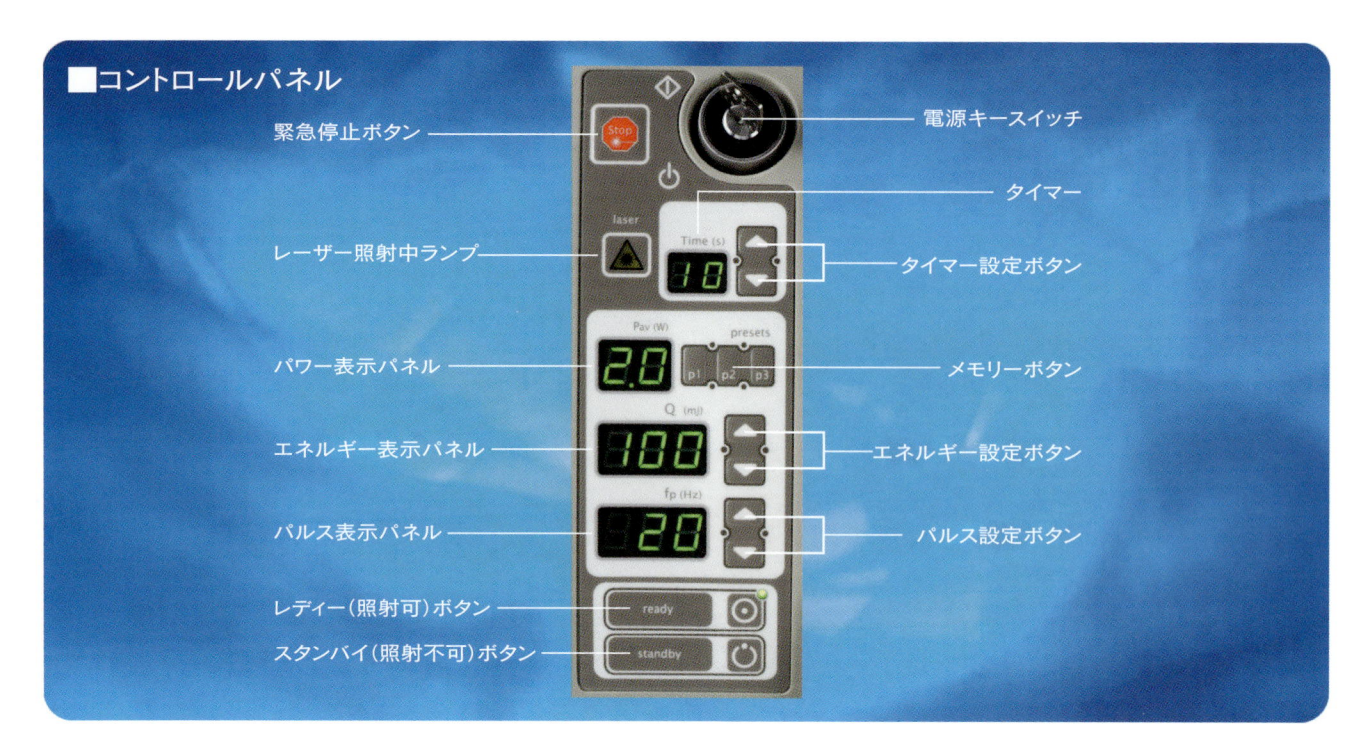

- 緊急停止ボタン
- 電源キースイッチ
- レーザー照射中ランプ
- タイマー
- タイマー設定ボタン
- パワー表示パネル
- メモリーボタン
- エネルギー表示パネル
- エネルギー設定ボタン
- パルス表示パネル
- パルス設定ボタン
- レディー（照射可）ボタン
- スタンバイ（照射不可）ボタン

操作パネル

操作パネルは術者の目線に合せ，診療動線の視界に入る，高さ81.5cmから斜めのみやすい設計．

デザイン・操作性

スリムなボディと17.5kgの軽量化により，診療室内での限られた条件をクリアすることができ，使い勝手のよさと快適な治療環境を実現．
高さ：81.5cm
幅：33.5cm
奥行き：35.6cm

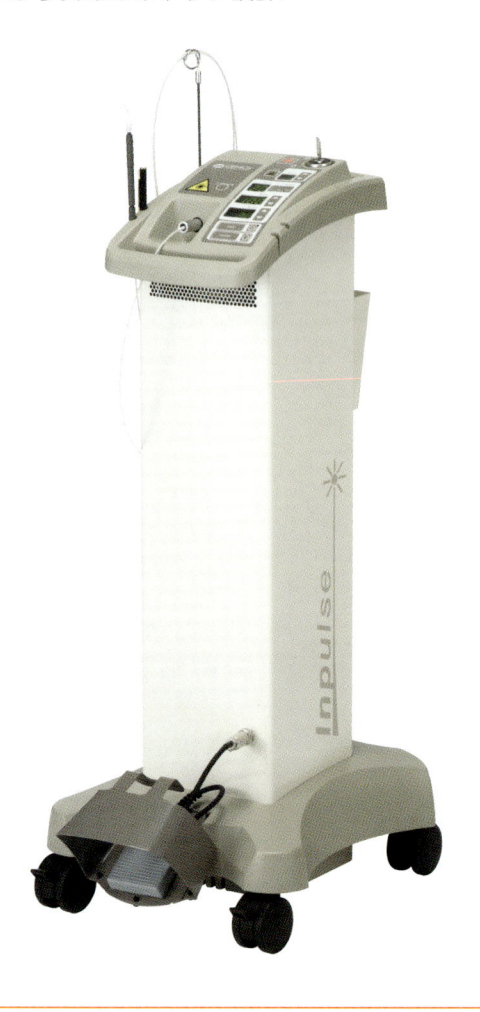

Denics Laser Nd:compact (Nd:YAG レーザー)の根尖病巣への応用

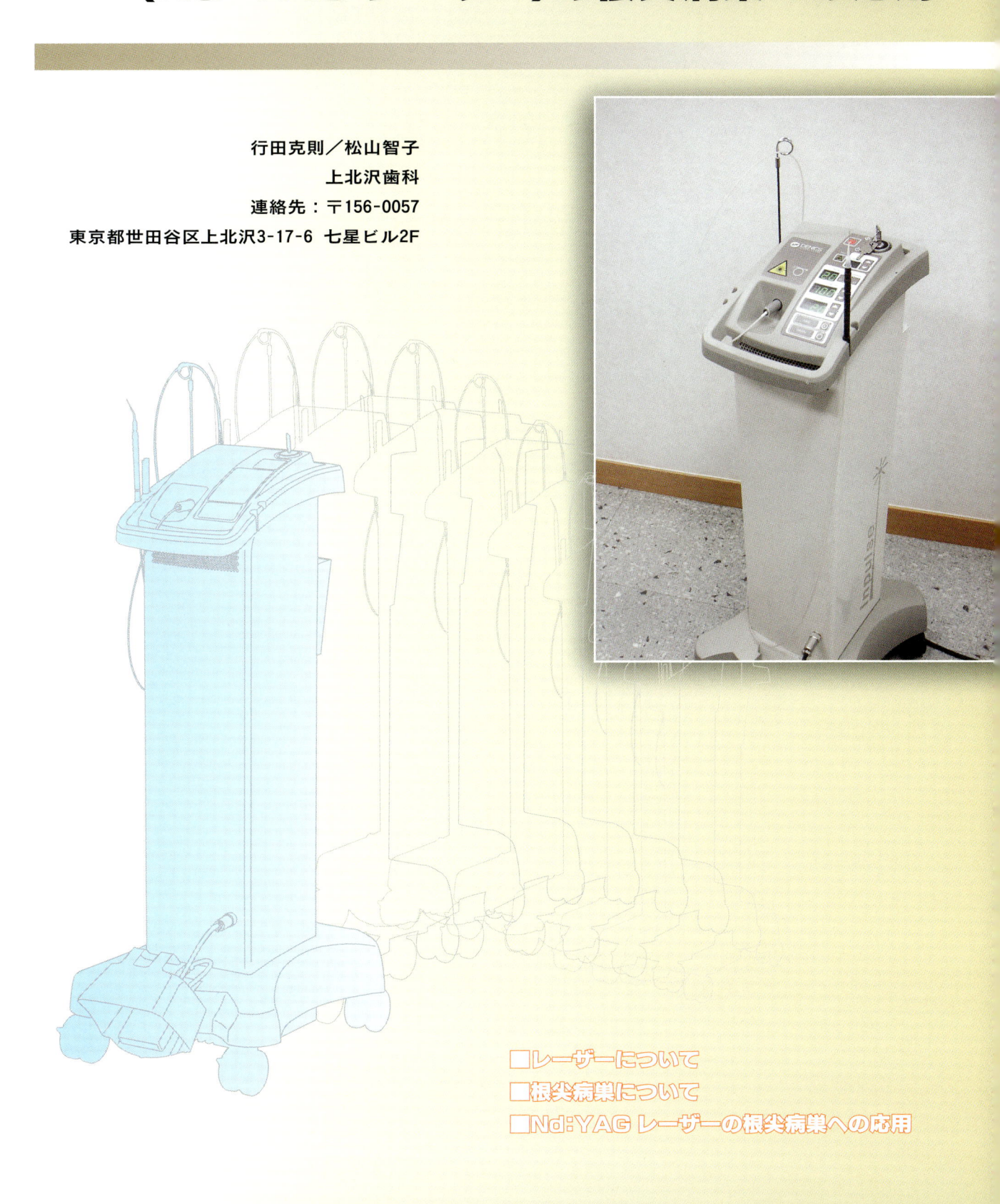

行田克則／松山智子
上北沢歯科
連絡先：〒156-0057
東京都世田谷区上北沢3-17-6 七星ビル2F

■レーザーについて
■根尖病巣について
■Nd:YAG レーザーの根尖病巣への応用

[症例1：根尖性歯周炎]

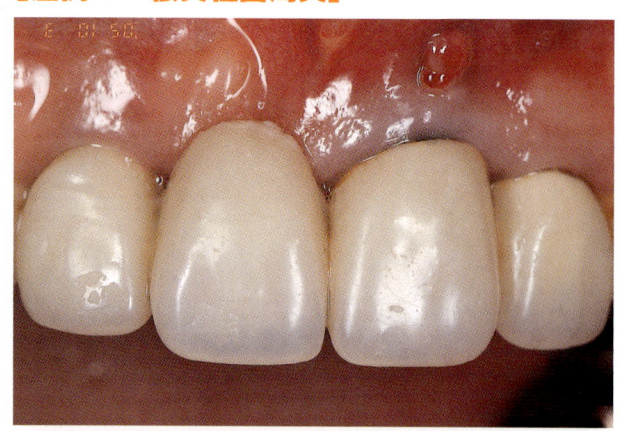

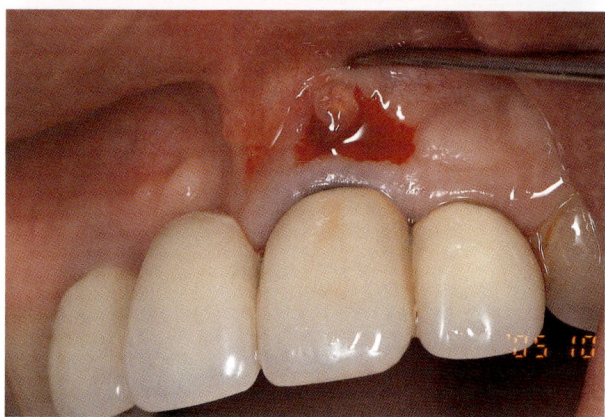

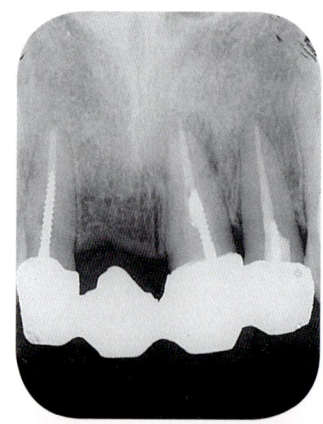

図1 初診時，上顎前歯部には金属焼付ポーセレンが装着され，左側中切歯歯頸部付近にフィステルが認められた．
図2 エックス線診査により，根尖性歯周炎によるフィステルと診断した．

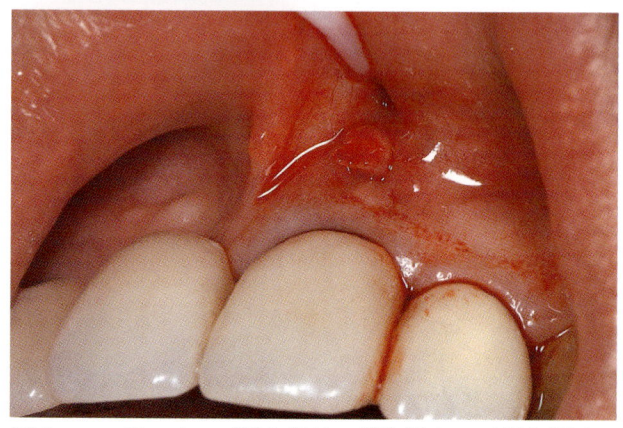

図3 根尖相当部を短針で診査し，抵抗がなく骨が菲薄と思われる場所に穿孔を行い，レーザーチップの入り口を決める．

図4 レーザーチップ挿入後は，囊胞壁および根尖付近にレーザー照射を間欠的に行う．このとき，照射部位の温度が極度に上昇しないように注意しなければならない．また，このレーザーは黒色には特異的に反応するため，感染で黒変した根尖部が存在する場合，選択的に蒸散されるという特徴を兼ね備えている．これは反応時の音である程度確認することができる．

はじめに

　日常の臨床において，歯内療法（とくに感染根管治療）を行う頻度は非常に高いが，再治療の多さも歯内療法の頻度を上げる一因と考えられる．

　初診時に，すでに根管治療が行われた歯に，根尖病巣が認められる場合は，患者本人が違和感や疼痛，フィステルの発見を訴えて再治療に至ることも多く遭遇する．しかし，それ以上に，症状はないが，他部位の治療のために撮影したエックス線写真から，無症状の根尖病巣が発見されることも多い．こうした再治療の際には，ほとんどの症例において，補綴治療（支台築造および全部鋳造冠等）が施されており，これらをうまく除去することが可能であれば問題はないが，太い支台築造や継続歯，またはファイバーコア等の接着性の高いものの場合には，除去の際に歯根破折の危険性が生じるため，補綴物を除去せずに，歯根端切除術や根尖掻爬術等の外科的な治療を余儀なくされる場合が多い．

　今回，根尖病巣を生じた症例で，補綴物の除去を行わない外科的根尖切除が適応になる症例に対し，根尖切除の代用として，根尖部に数回の直接レーザー照射をしたところ，良好な予後が得られたので以下に紹介したい（*図1～20*）．

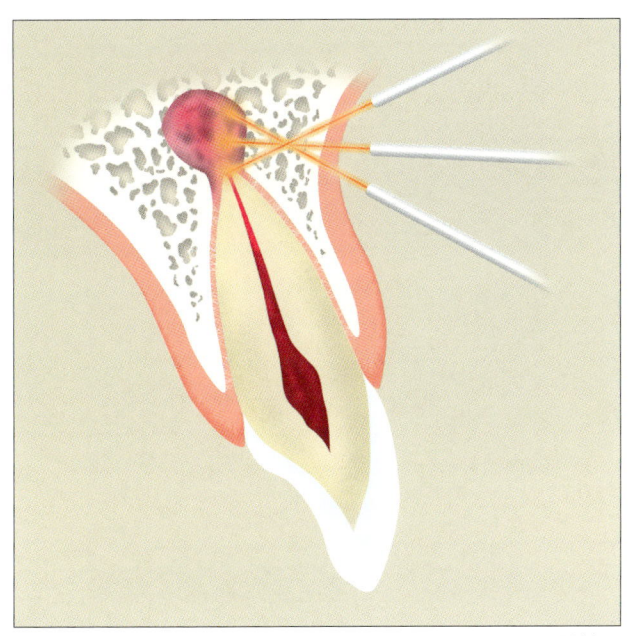

図5 囊胞壁および根尖に当てるつもりでレーザーを照射していく．周囲の解剖を考慮しないと，神経損傷などの合併症を生じるので注意が必要である．

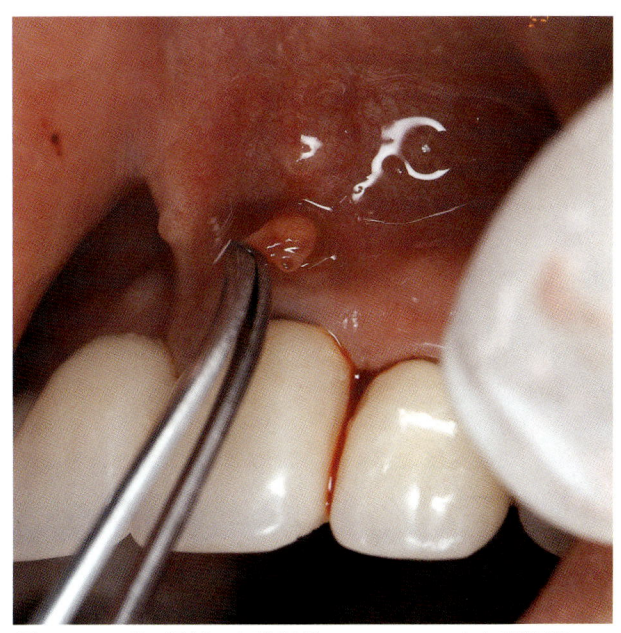

図6 レーザー照射より数週後，フィステルより囊胞壁の一部分がでてくることがあるが，これはひとつの治癒機転のサインとしてとらえることができると考えている．

図7 フィステルは完全に消失し，自覚症状がまったくないという状態となった．

図8 観察期間は短いものの，根尖部では確実に根尖閉鎖を伺わせる像が認められる．本症例では根管充填材の断裂からも推察できる．

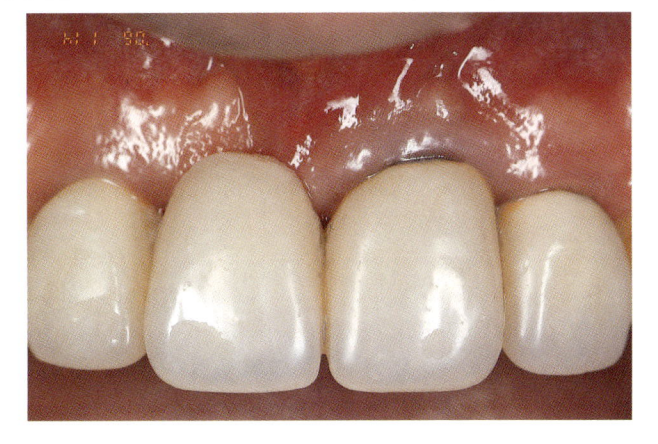

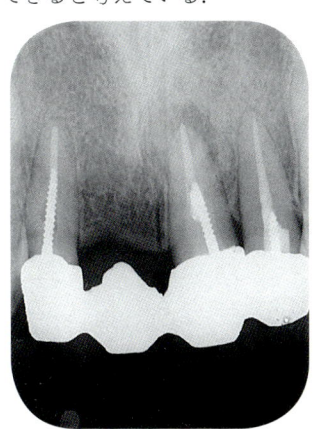

1．レーザーについて

　最近では，多くのメーカーの多種類のレーザーが臨床で使用されている．レーザーによって，その特性は異なり，それぞれに一長一短が認められる．今のところ，1種類であらゆる症例に対して万能といわれるレーザーは存在しないが，それぞれのレーザーの特性が生かされ，各臨床分野において，良好な成績が報告されている．

　レーザー（LASER）とは，Light Amplification by Stimulated Emission of Radiation（放射の誘導放出による光の増幅）の略で，つねに単一の波長が発振されている．主なレーザーの種類（活性物質による分類）には，固体レーザー（Nd:YAG，Er:YAG，ルビー等），ガスレーザー（炭酸ガス，アルゴン等），半導体レーザーなどがあげられる．

　今回，治療に使用したレーザーは，Nd:YAGレーザーで，波長1,064nm（近赤外線領域）の高出力のものである．特徴は，ヘモグロビン，タンパク質，メラニンによく吸収され，水分の吸収性は少ない．また，深部進達性が高いが，黒色に特異的に反応するという特徴を応用することで，これを調整することも可能である．臨床においては，歯周病・知覚過敏・

[症例2：う蝕による壊疽性歯髄炎]

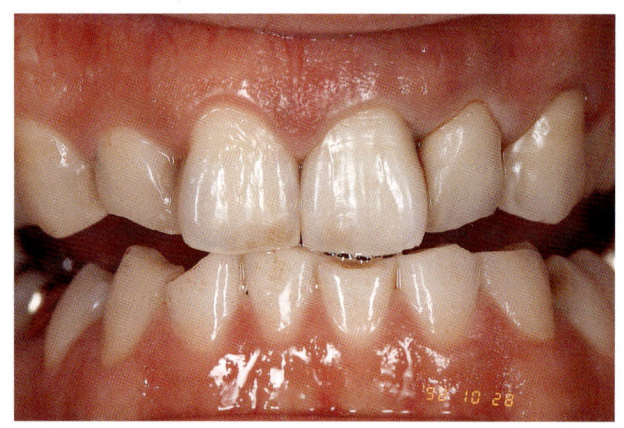

図9 １２３に金属焼付ポーセレンを装着した当院の患者の術直後の状態である．

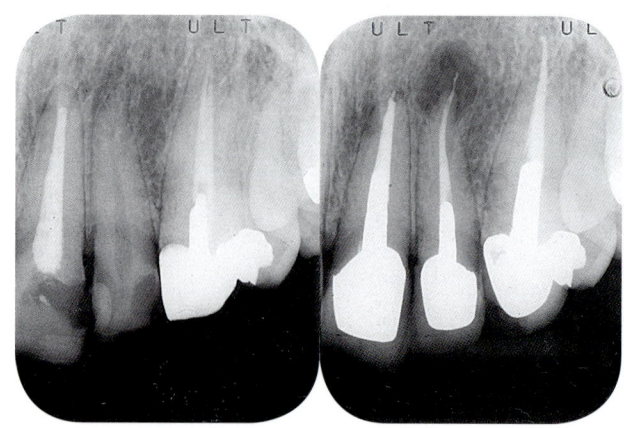

図10,11 術後約2年時に，側切歯根尖部に違和感を訴えて再来院したときのエックス線と術前のエックス線を示す．う蝕による壊疽性歯髄炎が原因で歯内療法に至った症例であるが，根管拡大が不足していたのか，ガッタパーチャの圧接が不足していたのかは不明であるが，根尖部に透過像を認める結果となってしまった． 図10｜図11

う蝕・根管治療等，広い範囲で使用され，その結果も良好であると報告されている．しかし，Nd:YAGレーザーは，照射とともに発熱するため，過度の照射による過熱には注意が必要である．とくに，骨等の周囲組織に為害作用が生じないように注意をしなければならない．

当院の Nd:YAG レーザーは，Denics Laser Nd: compact（デニックス・インターナショナル社製）で，間欠的な発振方法であるパルス発振型である．ファイバーの種類は，200μm（根管治療用），320μm（標準），400μm（切開用）の3種類ある．器械の大きさも手頃であり，移動はスムーズである．また，パワーを入れて，すぐに照射可能となるので，立ち上がりの時間を待つ必要がない．レーザーはファイバーなので，太さも適しており，多関節様式と異なり，口腔内のどのような部位でも簡単に到達させることが可能であるという点では有利であり，大変便利である．さらに，このレーザーにおける組織深達性は，1パルスあたり140μm以下で，その出力はパルスエネルギー（energy：20〜200mJ），最大出力（pulse rate：5〜100Hz／pps），power：0.2〜6.0W である．
「energy(J) × pulse rate(Hz) = power(W)」

2．根尖病巣について

成書によると，根尖病巣とは，根管を通じて種々の刺激物質が根尖歯周組織に為害作用を及ぼし，これが原因となって病変を成立させたものであるという概念がある．根尖病巣は，エックス線写真で確認されるように根尖周囲の歯槽骨が破壊され，透過像を呈する．根尖膿瘍・歯根肉芽腫・歯根嚢胞の3型があり，これらの病変は，通常，根管内からの細菌学的，化学的および物理学的な種々の刺激により，根尖付近の歯根膜や骨を破壊して，限局性の化膿巣を形成し，慢性炎による肉芽組織の増生あるいは膿瘍腔の壁に上皮が侵入増殖し，化膿機転の低下によって，液性成分を満たした慢性化膿巣などの病形をとる．これら3種の病形は，病因の強さとバランス関係によって，化膿性病変が変化し，病形の相互移行が起こる可能性があると書かれている．

根尖病巣を呈する疾患は，根尖性歯周炎と総称され，一般的には感染根管の継発症としてとらえられている．すなわち，ほとんどの場合が根管を通じてのあらゆる刺激が根尖孔から根尖部歯周組織に波及した結果で生じるものであり，なかでも感染根管に

図12 根尖相当部に直接レーザーを照射した結果，骨の改造を認めた．レーザー照射後約2年であるが，この間一度も炎症や違和感を訴えることはなかった．
図13 同時期の口腔内写真．術後6年．

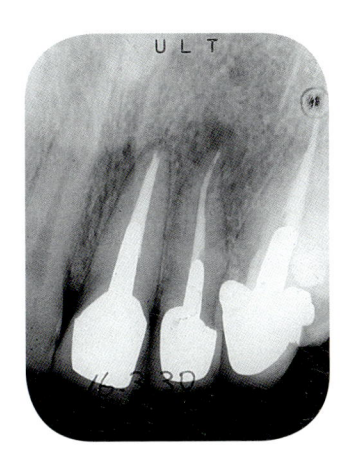

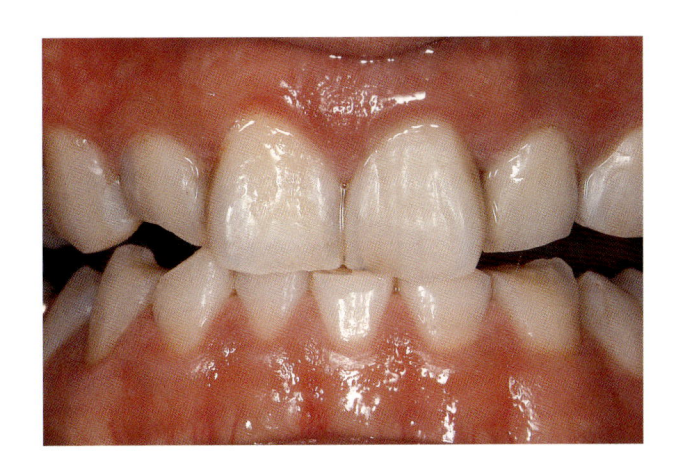

起因するものが大多数を占める．

分類（診断名）には，数種類あるが，一般的な分類を以下にあげる．
①急性根尖性歯周炎
・急性単純性根尖性歯周炎
・急性化膿性根尖性歯周炎
②慢性根尖性歯周炎
・慢性単純性根尖性歯周炎
・慢性化膿性根尖性歯周炎（慢性歯槽膿瘍）
・歯根肉芽腫
・歯根嚢胞

エックス線診査において，根尖部に症状がある場合でも，根尖病巣を示さない場合もある．エックス線上で，歯根肉芽腫は境界不明瞭な透過像を示し，歯根嚢胞になると境界明瞭な透過像を示すが，その他に対しては，明瞭な透過像を呈さないことが多いので，臨床症状から判断しなくてはならない．

以上のような症例に対する治療は，感染根管治療が中心となり，根尖病巣が小さい場合には，この方法だけでも十分に治癒し，予後も良好であるが，症状が進み，大きな根尖病巣を有している場合であると，感染根管治療に併用して外科的な治療が必要となる場合もある．また，後者の場合，術者の技量が予後に大きく影響するといえよう．

3．Nd:YAGレーザーの根尖病巣への応用

エックス線診査において，大きな根尖病巣を呈する場合は，慢性化しているものと考えられ，すでに述べた分類によると，慢性化膿性根尖性歯周炎（慢性歯槽膿瘍），歯根肉芽腫，歯根嚢胞等が疑われる．これらの治療の場合，感染根管治療だけでは，予後が悪いことも示唆され，外科的療法が必要となることが多い．また，症例によっては，補綴物の状態から，除去が不可能な場合も考えられる．このような症例に対して，補綴物を除去せず，また切除等の外科的手技を利用せずにレーザーだけを使用して治療を行ったので以下に紹介する．しかし，当院でこの治療法を選択するのは，他の歯科医院ですでに補綴治療を受けてきた症例がほとんどであるが，今回は当院での失敗例も交えて報告したい．

1）治療方法

①通常の浸潤麻酔を齦頬移行部に行う．
②エックス線診査と実際の触診により，根尖相当部を探しだすが，多くの場合で羊皮紙様の感触を参考とし，当該部に短針を挿入して位置の確定を行う．フィステルが存在する場合はそこを挿入部位とすることもあるが，根尖部から大きく離れている場合は，新たに根尖相当部に短針を挿入する．
③短針で挿入路決定後に短針を引き抜き，短針の代

［症例3：上顎前歯部の審美障害と，左側側切歯歯頚部付近のフィステルに対する違和感］

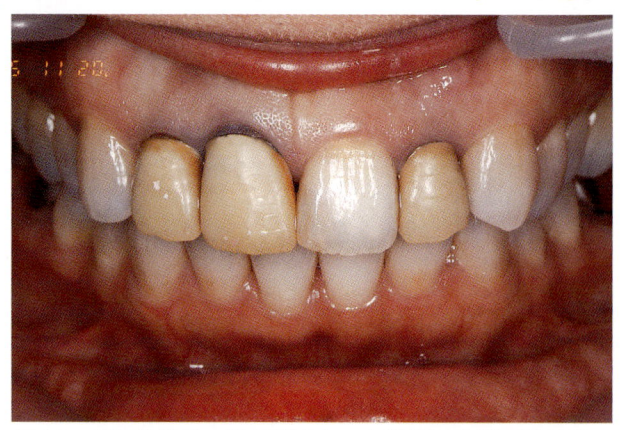

図14　上顎前歯部の審美障害と，左側側切歯歯頚部付近のフィステルに対する違和感を主訴として来院した患者の初診時の状態である．

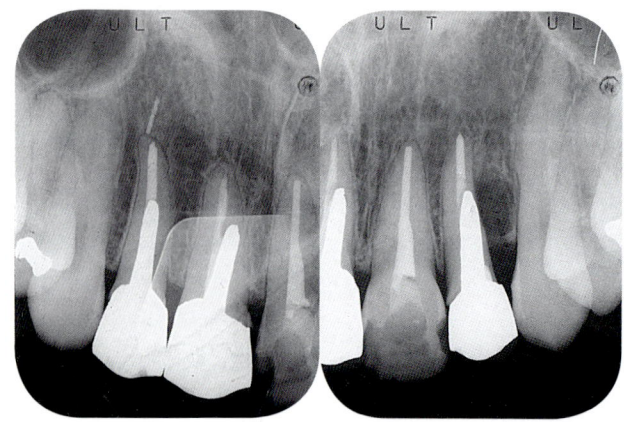

図15, 16　エックス線診査を行ったところ，2と1がパーフォレーションを起こす直前であることが判明し，支台築造物を的確に除去したとしても，保存が困難であることが想像された．　図15｜図16

わりにレーザーチップを挿入する．レーザーの出力は，100pps，20Hzを基本にしている．

④レーザーのチップを根尖部までゆっくりと進め，直接，根尖病巣内まで進めたら，間欠的にレーザー照射を行う．その際に，2〜3秒照射しては挿入したまま休み，またしばらくしてから2〜3秒照射するといったように間欠的な照射を心がける．とくに過熱に細心の注意を払わなくてはならない．

⑤照射後のレーザー挿入部位は，傷も小さく，レーザーの特性から出血も少ないので，解放創のままで十分である．

⑥病巣が小さい場合は1回の治療で病巣が消失するが，多くの場合は，1週間間隔の2〜3回の照射でフィステルは消失する．いずれにせよ，フィステル消失をひとつの目安とする．

⑦数か月に1度のエックス線診査を行い，予後を確認する．

2）適応症について

①根管充填材が根尖付近まで存在するもの．極度のアンダーな根管充填では効果がでない場合がある．

②補綴物の除去により，歯根破折等の不具合が生じる可能性がある場合．

③根尖病巣が存在して根管治療を試みるも，エックス線上で根管が認められない症例．

3）禁忌症

①急性炎症時．

②オトガイ孔付近の下顎小臼歯根尖部．

③他に注意点として，長時間照射であり，とくに麻酔時は注意を要す．

4）治療メリットについて

①短針程度の挿入孔のため，ダメージがきわめて少ない．

②日を改めての繰り返し照射が必要な場合，既存の挿入孔より照射できるため，2度目以降は麻酔を必要としない．

おわりに

レーザー機器が市場にでて幾久しいが，ファジーな部分が先行し，レーザーでなければどうにもならないという使い方が見当たらないのが事実である．本報告も補綴物を除去し，再治療を行えばよいということになるのかもしれない．しかし，他の歯科医院で修復されたのであれ，自院で修復されたのであれ，経過年数の浅い修復物を除去するには，自身

図17 ２┘の透過像に呼応した部位にフィステルが認められる．本症例ではこのフィステルより囊胞壁にレーザー照射を行うとともに，支台築造物の除去もできたため，根管内からもレーザー照射を行い，根管の無菌化を目論んだ．

図18 １┘はパーフォレーション相当部に，２┘はガッタパーチャでシールした後に，パーフォレーション部をスーパーボンドにて加強した．そして，いずれも同部への応力回避のため，極力長いポストの装着を行った（１┘および２┘）．

図19，20 術後約３年の口腔内写真とエックス線写真を示すが，側切歯の透過像は消失していると同時に，審美的結果が得られている．

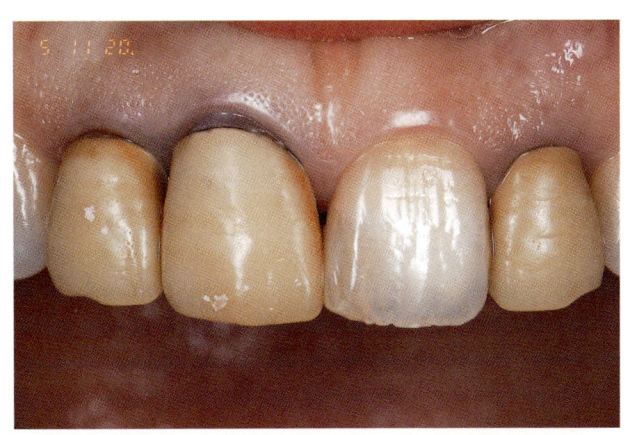

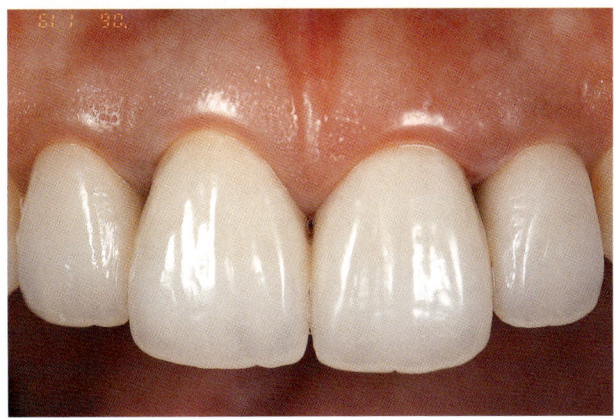

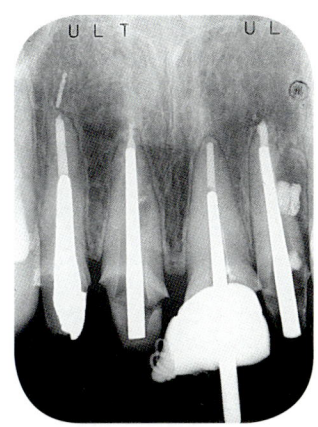

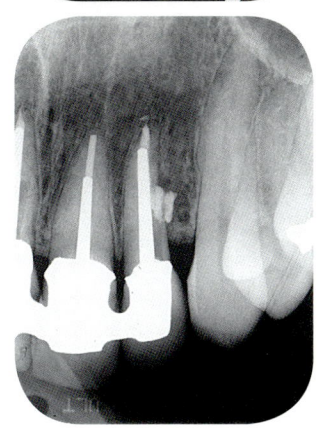

のなかでの抵抗を禁じえないのも事実である．だめなものをバッサリと切るのも必要であろうが，ファジーに延命させていくことも必要であろう．本治療法は囊胞壁のほうを壊していくという発想もあり，根管内を無菌化するというものではないが，臨床上はよい結果がでていると確信している．読者のご意見がいただければ幸いである．

参考文献

1. 加藤純二，他．そこが知りたい！ 歯科用レーザー２．歯界展望 2003；102(2)：257-285.
2. 歯科医学大事典．第２巻．東京：医歯薬出版，1987.
3. 松本光吉．ちょっとむずかしい症例の根管治療指針．東京：永末書店，1998.
4. 斎藤毅，他，訳．コーエンバーンズ最新歯内療法学．東京：医歯薬出版，1992.
5. 加藤熈．歯学生のための歯内療法学．東京：医歯薬出版，2002.
6. 松本光吉．歯科用レーザーに強くなる本．東京：クインテッセンス出版，2003.
7. 鴨井久一．歯科用 Nd:YAG レーザーの臨床応用．東京：クインテッセンス出版，2003.
8. デニックス・インターナショナル社製各種資料．

口腔外科専門医を目指す若い臨床家の臨床の指針書

別冊 the Quintessence
口腔外科 YEAR BOOK

一般臨床家,口腔外科医のための

口腔外科ハンドマニュアル'06

日本口腔外科学会 編

編集委員 瀬戸晥一／福田仁一／古田 勲／栗田賢一／野間弘康

今年度より年度版として口腔外科学会編となり、特集形式をとるようになったため専門性が強く打ちだされています。

[特集1] **顎変形症の治療を安全確実に行うためには**
- 顎変形症治療における外科手術の役割
- 代表的な手術の標準的術式,術中の注意点ならびに偶発症への対処
- 周術期の管理とポイント

[特集2] **口腔顎顔面領域におけるインプラントを利用した治療の発展と合併症**
- 口腔外科技術の応用によるインプラント治療適応の拡大
- インプラント治療の失敗例とその対策

[特集3] **歯科医に必須の救命救急処置**

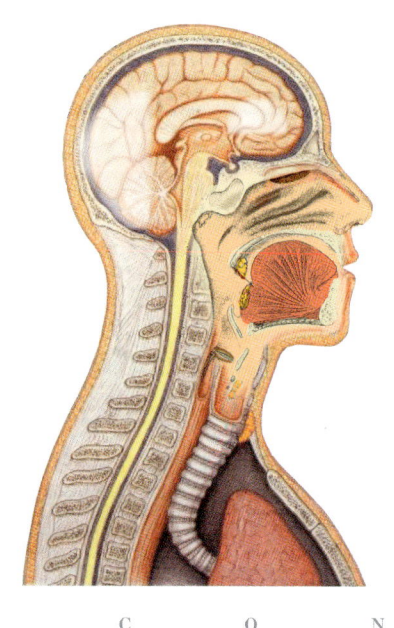

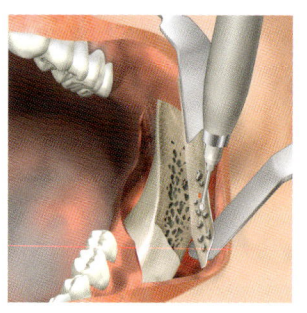

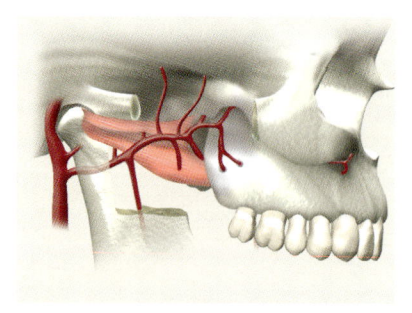

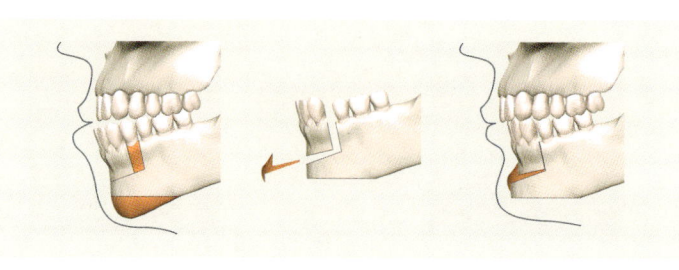

CONTENTS

- Chapter1 巻頭アトラス 最新の外科潮流を知ろう
- Chapter2 口腔外科手術の基本を知る
- Chapter3 口腔外科最新レビュー
- Chapter4 現代・口腔外科治療のクライテリア
- Chapter5 専門医のための外科手術・集中講座
- Chapter6 全身管理からトラブル予防まで 医療連携の知恵

● サイズ：A4判変型　● 276ページ　● 定価：6,300円（本体6,000円・税5％）

クインテッセンス出版株式会社

〒113-0033　東京都文京区本郷3丁目2番6号　クイントハウスビル
TEL 03-5842-2272（営業）　FAX 03-5800-7592　http://www.quint-j.co.jp/　e-mail mb@quint-j.co.jp

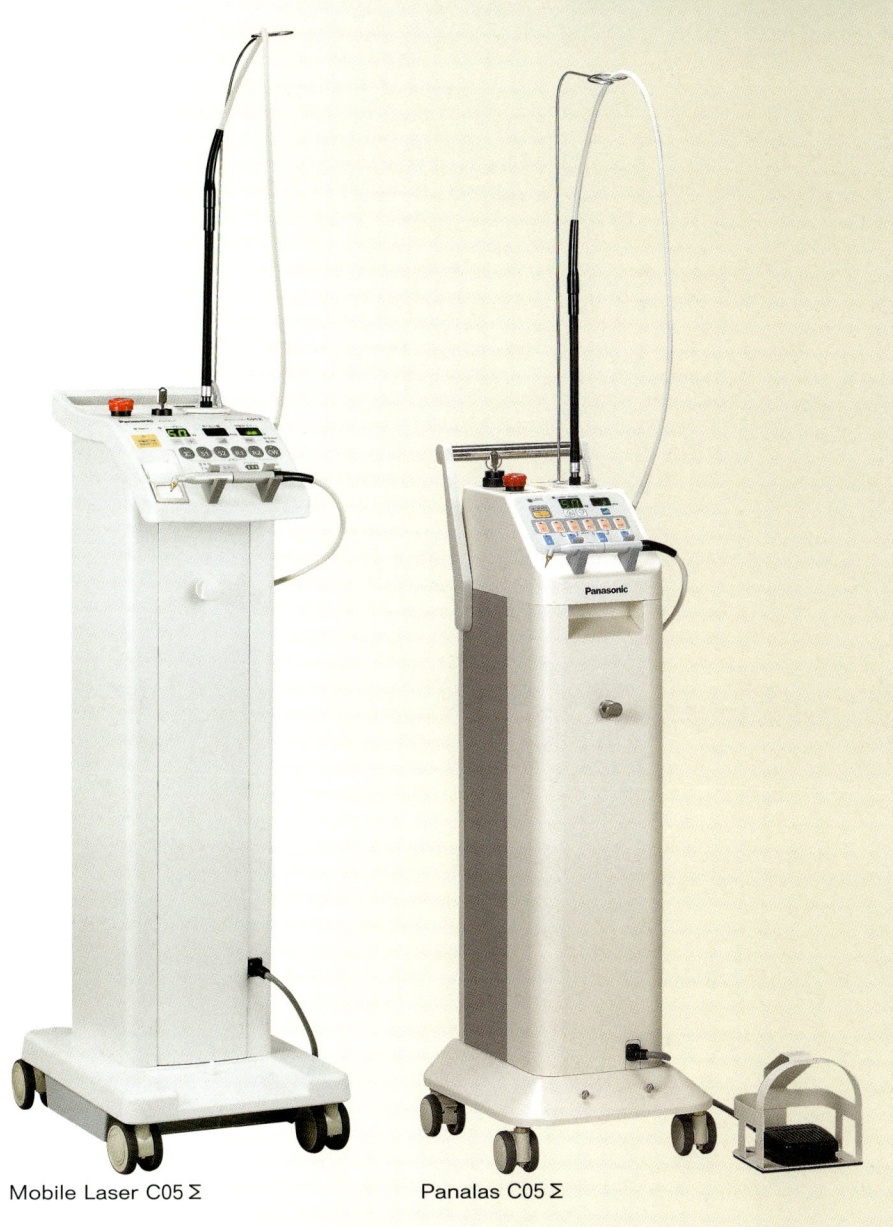

炭酸ガスレーザー
Mobile Laser C05Σ
Panalas C05Σ

炭酸ガスレーザー

Mobile Laser C05 Σ

Panalas C05 Σ

パナソニック デンタル株式会社
http://panasonic.co.jp/healthcare/dental/
〒564-0062 大阪府吹田市垂水町3-25-13（松下電器江坂ビル）
Tel.06-6386-2901（代）

世界初!!
炭酸ガスコードレスレーザー
「Mobile Laser C05Σ」

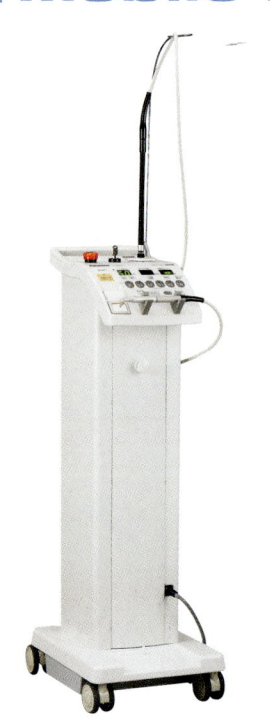

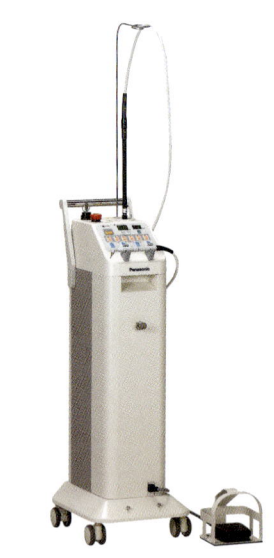

Σモード搭載「Panalas C05Σ」

パナソニック製炭酸ガスレーザーは，80年代に医科での経験を踏まえ，1992年から歯科レーザー事業に取り組んでいます．今まで多くのユーザーからのご要望にお答えするために，数々の機種を開発してきましたが，SPモードよりもより熱量を抑えたΣモードを装備した「Panalas C05Σ」と「Mobile Laser C05Σ」の2機種を取り揃えています．ここでは，とくに本年1月に発売した最新機種「Mobile Laser C05Σ」を詳しく紹介します．

「Mobile Laser C05Σ」は炭酸ガスレーザーとしては世界で初めてニッケル水素バッテリーを搭載した画期的なコードレスレーザーです．コードレス化によって電源を抜き差しする手間が省け，チェア周辺でも本体を自由に設置できる利点があります．また，電源スイッチをオンにした状態でも，チェア間の移動が可能となりますので，スピーディで楽になります．さらに床に付いたコードを手で触れる必要もなくなるため，衛生的であり，医院のスタッフにとっても喜ばれる医療機器です．

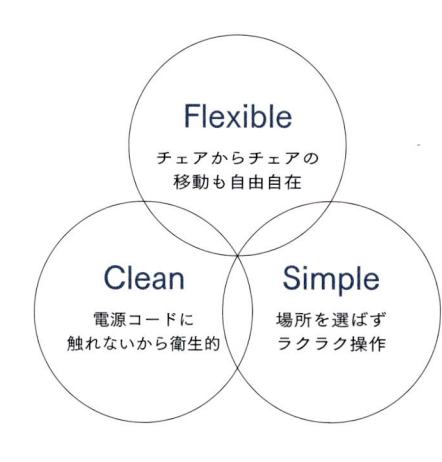

Flexible
チェアからチェアの移動も自由自在

Clean
電源コードに触れないから衛生的

Simple
場所を選ばずラクラク操作

特長1：ユニバーサルデザイン

ユニバーサルデザインとは，年齢や障害の有無などにかかわらず，最初からできるだけ多くの人が利用可能であるようにデザインすることをいいますが，「Mobile Laser C05Σ」は，治療中にみやすく操作がしやすいように，操作パネルのスイッチの配置をシンプルにし，ボタンを大きくしました．さらに，表示文字も家電商品では一般化している日本語表示とし，院内のチェアなどともマッチするように，本体全体のボディラインやカラーを術者・スタッフはもちろんこと，患者さんからも親しみを味わってもらえるように仕上げています．

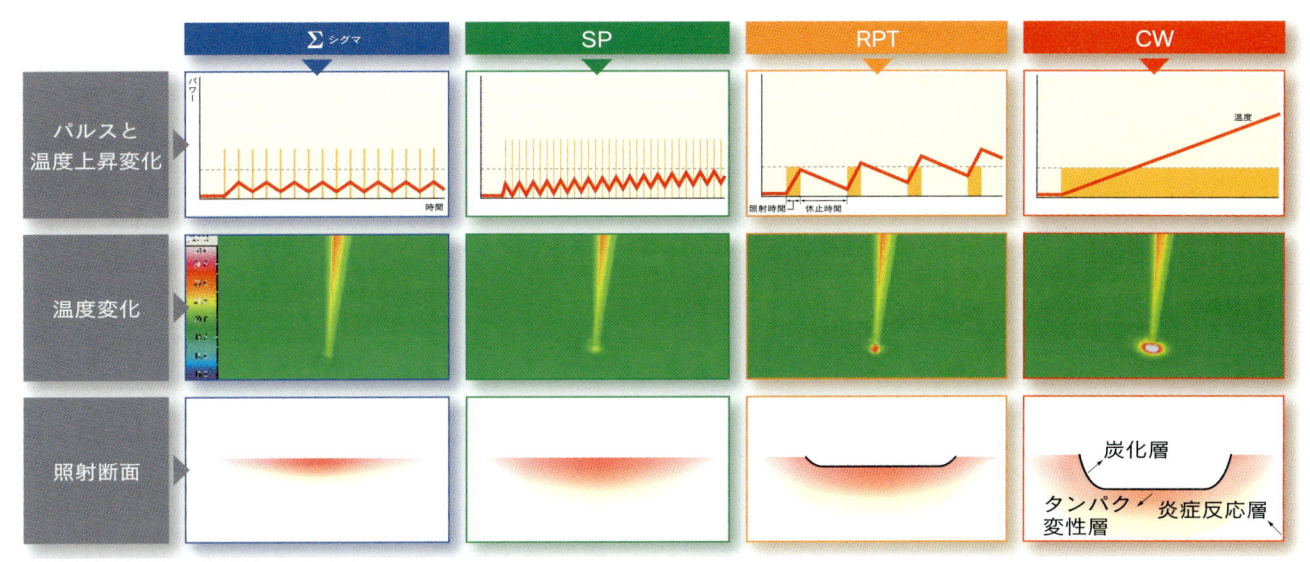

※温度変化はレバーへの照射直後をサーモグラフィにより撮影（照射パワー：3W，照射距離：1mm以内，照射時間：5秒）

特長2：やさしい治療を実現するΣモード

「Panalas C05Σ」と「Mobile Laser C05Σ」の両機種には，Σモード，SPモード，RPTモード，CWモードの4つのモード機能が装備されています．ハードレーザーがもつ切開・止血・凝固・蒸散という効能効果の範囲を広げるモードとして，Σモードがとくに有効です．Σモードは熱の蓄積を他のモードと比較して大幅に抑えたパルス特性をもっています．敏感な患部に照射を行っても痛みがともなわないため，患者さんにとってもやさしい治療を実現させました．

特長3：多くの機能を備えた操作パネル

①照射タイマー
　5秒，10秒，15秒，20秒，30秒，60秒の照射時間をあらかじめ設定することができ，過度の照射を未然に防ぐことができます．
②照射秒数カウンター
　設定切替により照射秒数がカウントされますので，各症例による治療ノウハウを蓄積することに役立ちます．
③ワンタッチメモリー機能
　モードスイッチによりパワー・エアーがあらかじめメモリーできるので，よりスピーディに操作ができます．
④3段階エアー切替
　強・弱・切の3段階設定ができ，症例によって適した選択ができます．

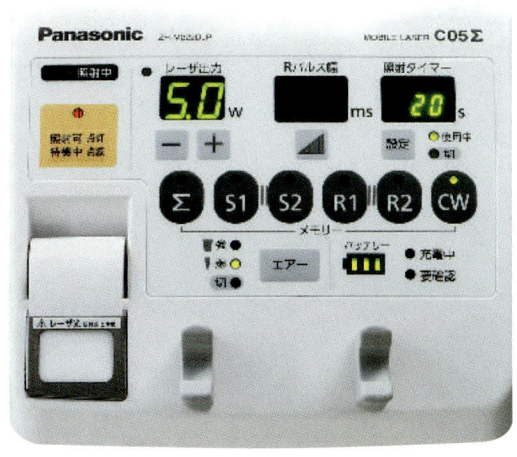

「Mobile Laser C05Σ」操作パネル

⑤パワーチェックペーパー搭載　　　　確認が簡易に確認できます．
　とくに低エネルギーモードの照射

歯科治療の領域をさらに広げたアクセサリー類は，従来の機種から最新の「Mobile Laser C05Σ」まで共通して使用ができます．

特長4：フレキシブル結晶ファイバと多彩なチップとハンドピース

①フレキシブル結晶ファイバ

　パナソニック製炭酸ガスレーザーの最大の特徴でもあるフレキシブル結晶ファイバ．このファイバは国際特許取得によりパナソニックが唯一もつ光プローブであり，口腔内のあらゆる領域へのレーザー照射を可能にしました．

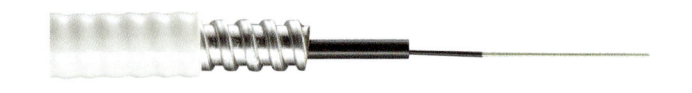

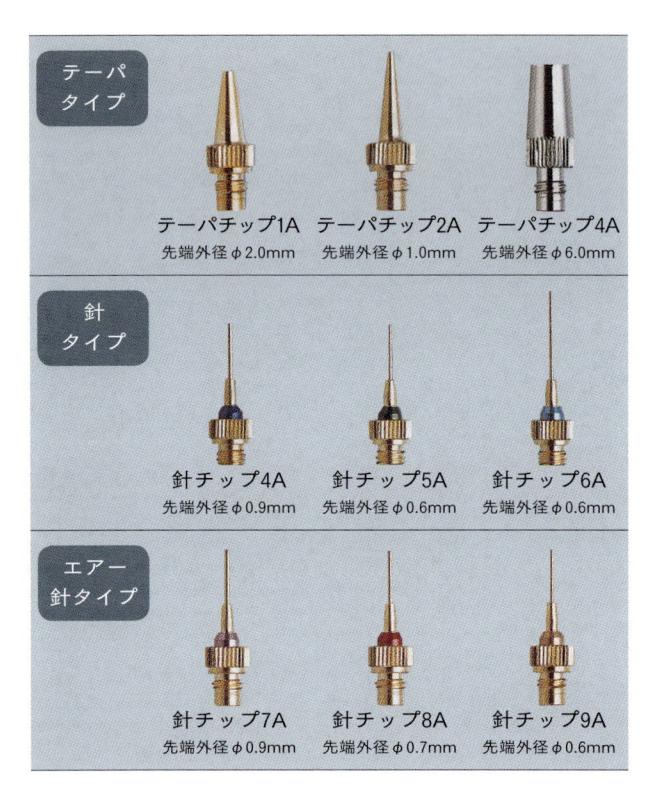

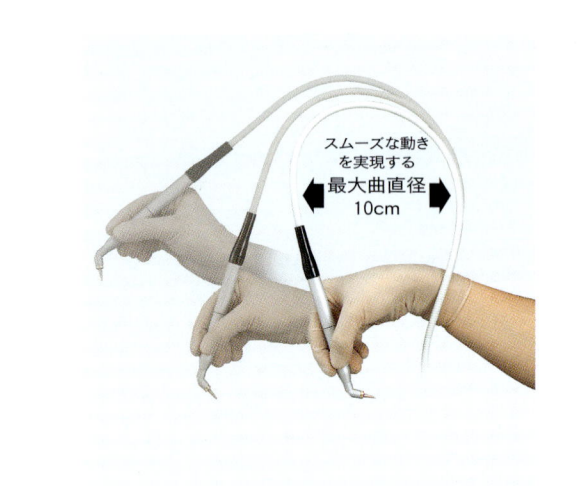

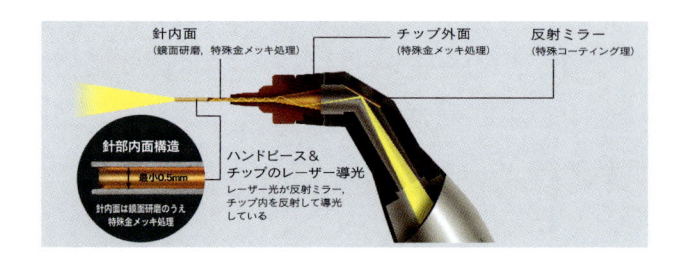

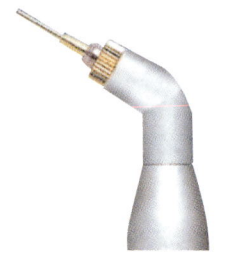

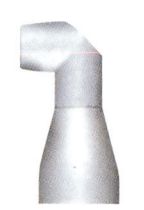

テーパタイプ
- テーパチップ1A　先端外径φ2.0mm
- テーパチップ2A　先端外径φ1.0mm
- テーパチップ4A　先端外径φ6.0mm

針タイプ
- 針チップ4A　先端外径φ0.9mm
- 針チップ5A　先端外径φ0.6mm
- 針チップ6A　先端外径φ0.6mm

エアー針タイプ
- 針チップ7A　先端外径φ0.9mm
- 針チップ8A　先端外径φ0.7mm
- 針チップ9A　先端外径φ0.6mm

ベンドタイプ　　コントラタイプ

スムーズな動きを実現する最大曲直径10cm

針内面（鏡面研磨，特殊金メッキ処理）　チップ外面（特殊金メッキ処理）　反射ミラー（特殊コーティング理）

針部内面構造　ハンドピース＆チップのレーザー導光　レーザー光が反射ミラー，チップ内を反射して導光している

針内面は鏡面研磨のうえ特殊金メッキ処理

②多彩なチップとハンドピース

　フレキシブル結晶ファイバがもつ柔軟性をさらに補強するのが9種類のチップです．テーパタイプ，針タイプ，エアー針タイプに大きく分類され，さらにハンドピースは120°型と90°型の2種類があります．

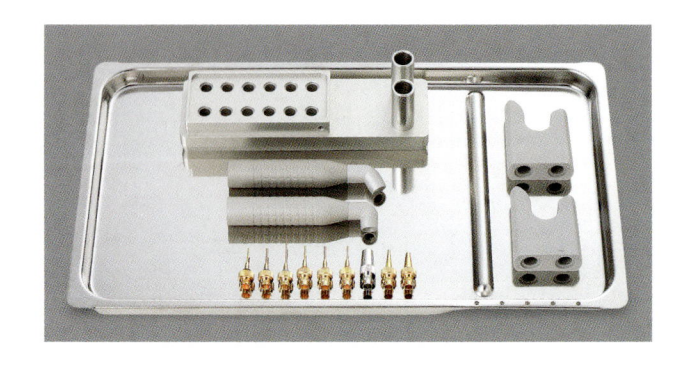

特長5：安全・衛生面の向上

コードレスによる衛生面向上に加え，カバー付チップスタンドの装備や取り外し可能なハンドピースホルダー，チップ，ハンドピースはすべてオートクレーブ滅菌が可能となっており，衛生面向上を追求しました．また，レーザー照射の際はつねにパワーを検知するパワーセンサーを本体に搭載するなど，厳しい安全チェック機能を装備しています．

Mobile Laser CO5Σ（炭酸ガスレーザー）の臨床活用法について

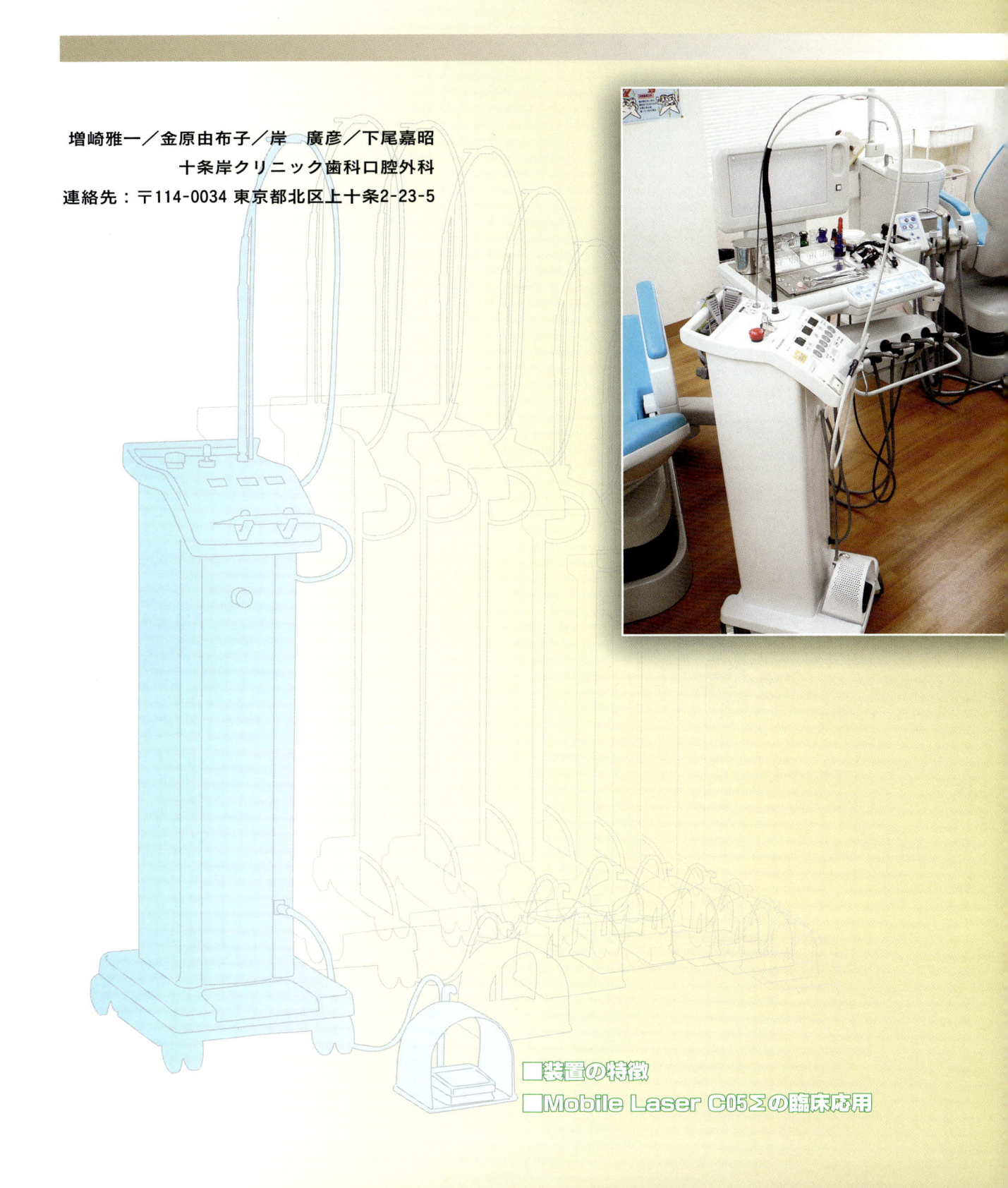

増崎雅一／金原由布子／岸　廣彦／下尾嘉昭
十条岸クリニック歯科口腔外科
連絡先：〒114-0034 東京都北区上十条2-23-5

■装置の特徴
■Mobile Laser CO5Σの臨床応用

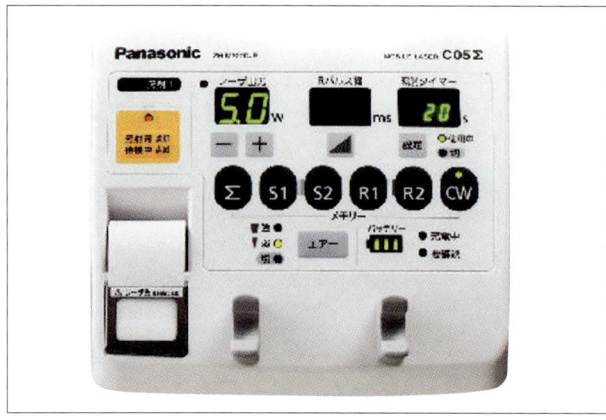

図1 Mobile Laser C05Σの操作パネル.

はじめに

　歯科用のコンパクト型レーザーが普及した現在，歯科全体の約20〜25％の割合で歯科用レーザーが活用されるようになってきているなか，レーザーの活用範囲もさまざまで，歯牙硬組織疾患における予防と初期う蝕の修復処置や根管治療への応用をはじめ，軟組織疾患や歯周病における活用，そして究極的には，審美歯科的要素の強い症例への活用やインプラント処置における併用に加えて，レーザーを活用した診査・診断にまで活用範囲が拡大している．そこで，今回筆者らは，Mobile Laser C05Σを一般歯科臨床に応用した結果，レーザー装置本体の特性や操作性ならびに10.6μm波長の効果や適応症・臨床活用法について考察することができたので，その概要について紹介したい．

1．装置の特徴

　Mobile Laser C05Σは，歯科用炭酸ガスレーザーでは世界ではじめてのバッテリ搭載式のレーザーであるが，チェアとチェア間の移動の際に，電源コードを抜き差しすることなく，電源をONにした状態で自由に移動ができることは，診療時間の短縮に大いに貢献でき，毎日多くの患者を院内で診療するわれわれ臨床家にとって，非常に喜ばしいことである．また，この機種には照射タイマー設定や照射秒数カウンタの表示も搭載されており，さらに便利さを追求している．

　本体動作は，まず，キーをONにすると各種照射モード(図1)であるΣ，SP，リピート，CWの順にLEDが点滅し，本体の起動が適正かどうかの自己診断を行うことからスタートする．装置の導光路は結晶ファイバー形式であり，照射出力の表示は照射口先端での出力をワット(W)で表示している．この結晶ファイバーには湾曲作用で出力エネルギーの減衰が生じる要素がなく，われわれ使用者にとって安心して診療が行える導光路である．さらに，本体レーザー出射口にはパワーセンサーが搭載されており，機器本体から出射されるレーザー出力はつねに一定のパワーを保持していることを確認している．筆者らは，数時間に及ぶ照射実験を行っているが，エネルギーの減衰による出力低下は数量的にも認められなかった．

　また，照射口先端に装着する金属製の9種類のチップには内面に特殊金属メッキが施され，厳密な製品検査を行っているため，CW(連続波)において90秒以上照射しても蓄熱しないので，誤って口角や口唇に熱傷を形成してしまう危険性はきわめて少なく，レーザーの安全管理に精通している．

　日常臨床のなかで照射モードを選択するには操作パネルのΣ，SP，リピート，CWの順でモードを選択していくと操作性がよい．とくに，Σモードにおいては1Wから最大4Wまで設定でき，加えてフォーカス照射(接触照射)することがベーシックな照射方法となるので，特殊なテクニックや表面麻酔，浸潤麻酔やガイド光は不要である．はじめてレーザーを操作する先生には，ぜひ各種レーザーのデモ機により比較検討してほしい発振形式と考えられる．照射方法は，小筆で歯面や口内炎部をやさしくなでるような指感覚に似ている．この際，フィンガーレストを確実に置くとスムーズに施術できる．

2．Mobile Laser C05Σの臨床応用

　炭酸ガスレーザーは，炭酸ガスO-C-O分子の振

Mobile Laser C05Σ (炭酸ガスレーザー) の臨床活用法について

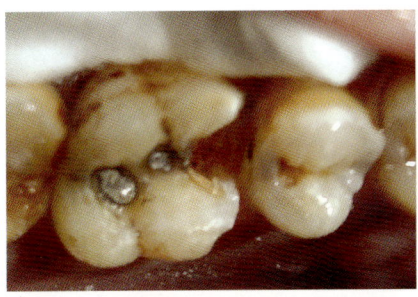

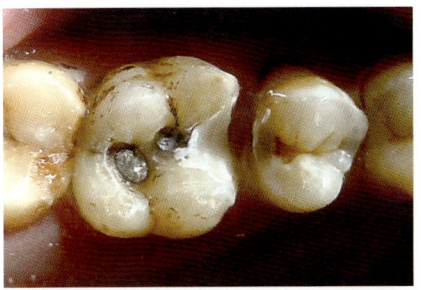

図2 Σモード3Wにより脱離したアマルガム直下の歯質をディコンタミネーションしたところ.
図3 セメンティング後はMinimal Interventionに沿った歯科的処置に移行すればよい.

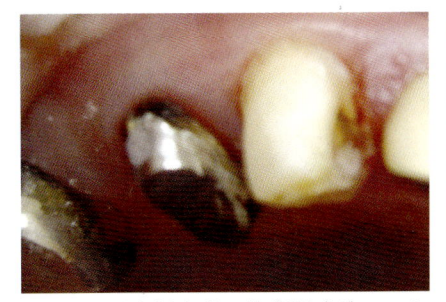

図4 上顎右側犬歯の修復形成時にみられたう蝕にΣモード2.5Wでディコンタミネーションした.
図5 セメンティング後にプロビジョナルレストレーションを製作し, 歯肉の処置に移行する. 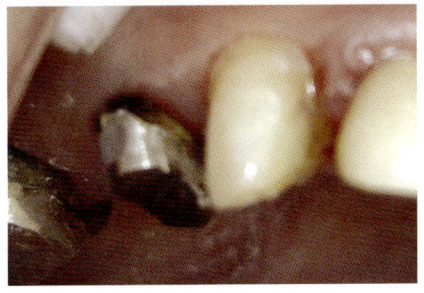
図6 主に下顎前歯部の冷水痛を自覚して受診. 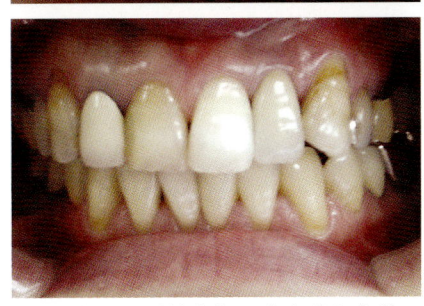

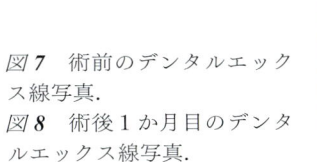

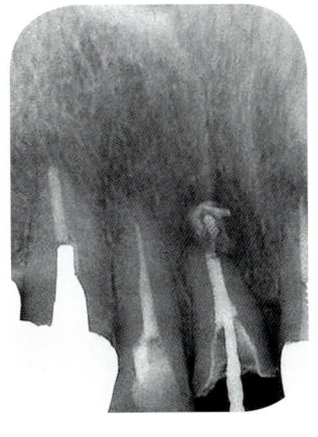

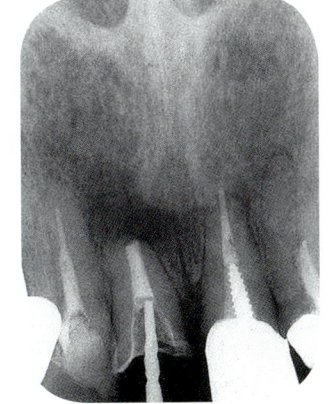

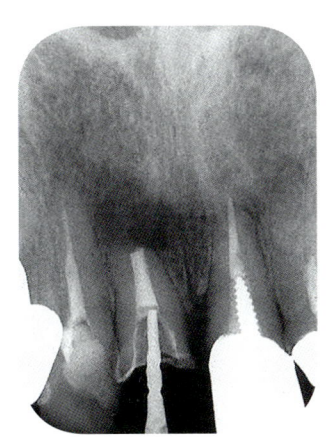

図7 術前のデンタルエックス線写真.
図8 術後1か月目のデンタルエックス線写真.
図9 術後2か月目のデンタルエックス線写真. 比較すると透過像の減少がみられている.

動順位を利用してレーザー光を発振させる放電で, 触媒にはCO$_2$の他にN$_2$, Heの混合ガスを用いて低気圧で起こるグロー放電により電子励起されて発振されるレーザー光線である. 電子の振動モードにより2つの波長(10.6μmと9.6μm)を発振することが可能であるが, 現在のところ炭酸ガスレーザーの場合は通常10.6μmの波長を選択しているため, 歯の硬組織において切削して窩洞形成処置を行うことはできないが[1], う蝕歯や脱離した修復物直下などにみられる感染象牙質を蒸散して除去[2]することが可能である(図2, 3). 症例によっては3Mixとの併用療法を行うことにより(図4, 5), 即日充填処置に移行することも可能である.

また, 硬組織疾患のなかで歯頸部などにみられる知覚過敏症においては患歯と思われる部位についてよく診察し(図6), 過去に修復処置が施行されて脱離したり, 外来刺激による冷水痛等がある場合は, レーザー照射のみにとどまらず再度修復処置を行うべきであろう.

筆者らは, 狭義における知覚過敏症においてはΣモードにより段階的にレーザー照射療法を行っているが, 薬剤等を塗布してレーザーを照射する場合もある. このときのポイントとして, 照射前処置としての患歯歯面の清掃をどのように行うかが重要ではないかと考察している.

一方, 根管治療や根尖病巣における活用法では,

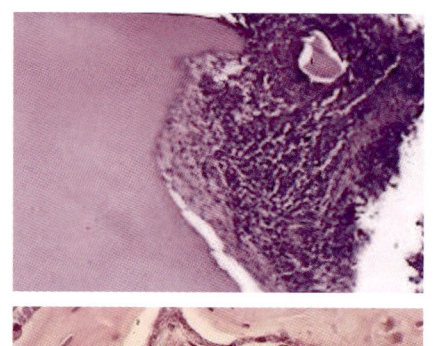

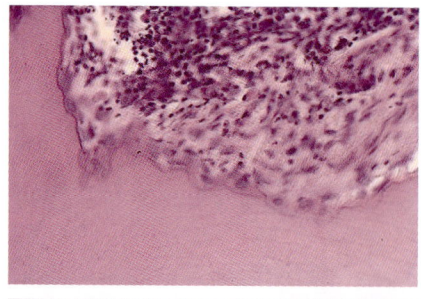

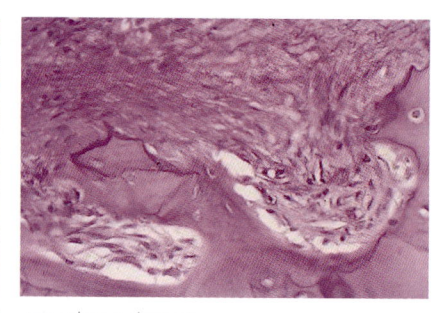

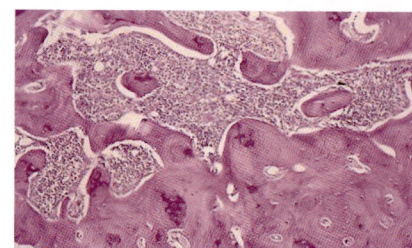

図10 術直後の断端部所見.
図11 術後1週目.
図12 術後2週目.
図13 術後4週目.
図14 術後8週目.

　Mobile Laser C05Σは多彩なツールとして根管治療用の金属チップを装備しているので，やむなく抜髄処置の選択を余儀なくされた場合，レーザー照射療法による根管内や根尖部における止血・殺菌消毒[3]が可能な場合においては，即日根管充填により患歯の可及的な無菌処置を心がけている．さらに，根尖病巣に対してやむなく歯根端切除術を施行する場合[4]は，CW（連続波）2～3Wにより根切断端部とその周囲に付着している軟組織を蒸散し，炭化組織を掻爬・洗浄して閉鎖創を形成している（図7～9）．術後の経過は良好で，2か月までの経時的評価において再発等はなく，歯槽骨の増生様所見もうかがえるまでになってきている．

　筆者らは，過去に小動物実験による炭酸ガスレーザーの照射実験を試みた．あらかじめ小動物の下顎骨に歯科用のラウンドバーにてボックスフォームを形成し，その骨腔全周にわたりCW 3Wにてレーザーを照射して閉鎖創を形成した．術直後から1週，2週，4週，8週経過ごとに組織学的評価を行った（図10～14）．術後5日目では，形成したボックスフォーム断端部は炎症性の強い細胞浸潤と一部炭化組織を含む軟組織により満たされていたが，術後1週目では，レーザー照射部断端に比較的明瞭な核を有する細胞の付着と好中球を中心とした細胞浸潤が認められた．術後2週になると，レーザー照射蒸散部のなかに線維性の結合組織が混入し，幼若な組織の増生を思わせる所見が認められた．術後4週では，線維性の結合組織と骨細胞様組織が母骨内に一部融合しているように思われた．術後8週になると，新生骨の増生に取り囲まれるようにして線維性結合組織が一部みられたが，いまだ反応性の増生様所見となっている．これらのことから，炭酸ガスレーザーは顎骨においても骨を削ったりするために照射するのではなく，必要性があって形成された骨腔にディコンタミネーション（感染防止・殺菌）[5]を目的として照射するのであれば，骨組織の再生や増生を阻害するものではないことが考えられた．

　また，炭酸ガスレーザーは硬組織のみならず軟組織においても多様な効果[6]があるのは周知のとおりである．症例（図15～18）は上顎右側犬歯部から第二大臼歯部にかけて施行されたインプラント埋入複合手術と即日プロビジョナルレストレーションにより機能させ，術後7日目に抜糸のために来院された患者である．インプラント埋入にともない人工骨移植や遊離歯肉移植を行い，術後の審美性を考慮しなければならない場合のレーザー照射療法には，多少のスキルアップも必要となる．本症例の場合は，図16のように遊離歯肉移植した部位に陥凹感が強くみられたので，粘膜上皮基底部付近から上縁部にかけて内側面が均一の移行的な形態となるように，CW

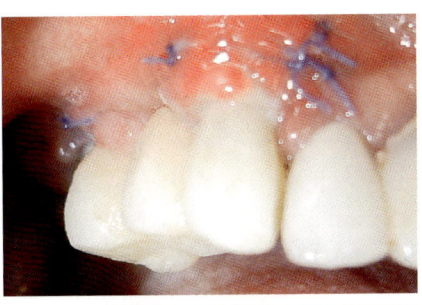

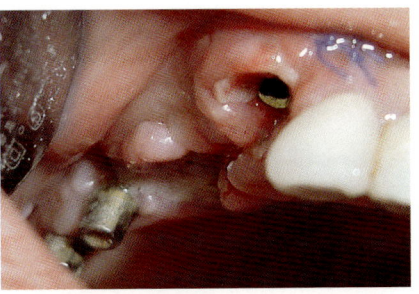

図15 インプラント複合手術から1週間経過・抜糸時所見.
図16 プロビジョナルレストレーション除去時の遊離歯肉移植部の陥凹部所見.
図17 テーパーチップを装着してインプラント窩内側歯肉上皮に照射したところ.
図18 抜糸ならびにレーザー照射療法後1週目の所見.

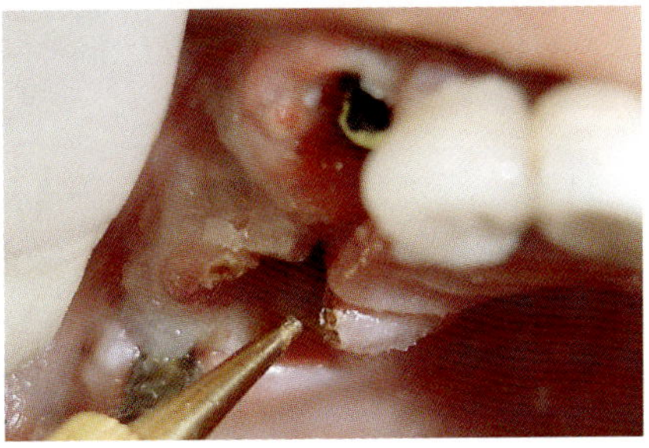

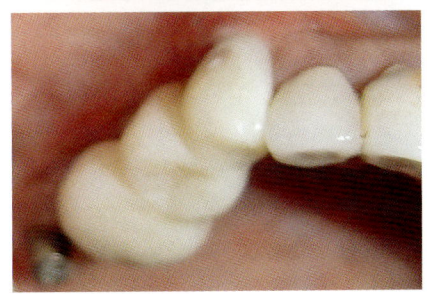

3Wによりテーパーチップを用いて照射[7]している(図17).その後,歯間乳頭部にΣモード3Wにより平均30～40秒間の照射[8]を追加し,プロビジョナルレストレーションを再装着している.抜糸ならびにレーザー照射療法後7日目の口腔内の状態を図18に示している.

3. 考察

日常歯科臨床のなかでわれわれはさまざまな治療用機器を活用しているが,活用頻度に大きな差がでるのもレーザー機器の特徴であろう.その背景には,痛くなく治癒するはずの傷病が,実際に照射してみるとレーザーによる痛みをともなうというギャップの存在がある.その結果として,痛くなく照射するにはデフォーカス照射や特殊なテクニックを応用せざるをえないため,純粋な波長による照射が困難となる場合が多くなるように思われる.

Mobile Laser C05Σはそれらのギャップを回避させるべき照射モードとしてΣモードを装備している.誤動作防止や自己診断機能,結晶ファイバーやチップの品質により,安定したレーザー出力を供給できることで,気体ガスレーザーを正確にフォーカス照射することが可能となっているので,特殊なテクニックは不要である.これからレーザー照射療法を考慮されている先生には,難しい症例から応用するのではなく,容易で痛くない症例から活用されることをお勧めしたい.また,症例を重ねることによって施術者はその分析と総括を日常臨床に反映させ,さらなる難症例に対応できうる準備対策と安全管理対策を構築していくことにつとめなければならない.

参考文献
1. 熊崎護.Er:YAGレーザーを使用した歯の硬組織切削(窩洞形成)—歯の吸収スペクトルおよび切削機序について.日レ医誌 1996;17(3):1-8.
2. 須崎明.CO_2レーザー照射による象牙質耐酸性向上に関する研究.日歯保誌 1999;42(5):860-877.
3. 伊藤彩子,濱口明子,鈴木隆一,馬場直樹,山口正孝,中村洋,千田彰.炭酸ガス(CO_2)レーザーの根管処根置応用への基礎的研究—人工根管を用いた殺菌作用の検討.日歯保誌 2001;44(1):86-95.
4. Miserendino L. The laser apicoectomy; Endodontic application of the CO_2 laser for periapical surgery. Oral Surg Oral Med Oral Pathol 1988;66:615-619.
5. Stubinger S, Henke J, Donath K, Deppe H. Bone regeneration after peri-implant care with the CO_2 laser; A fluorescence microscopy study. Oral & Maxillofacial Implant 2005;12(5):512-520.
6. 増崎雅一,兒野喜穂,岸廣彦,関口裕子.CO_2レーザー治療による歯周軟組織への影響.the Quintessence 別冊/歯科用レーザー・21世紀の展望パート1.東京:クインテッセンス出版,2001;154-159.
7. Nammour S, Majerus P. Sterilization potential of the CO_2 laser. Acta Stomtol Belg 1991;88:183-186.
8. Karuse LS, Cobb CM, Rapley JW, Killoy WJ, Spencer P. Laser irradiation of bone. 1. An in vitro study concerning the effect of the CO_2 laser on oral mucosa and sub-jacent bone. J Periodontol 1997;68:872-880.

Panalas C05Σ（炭酸ガスレーザー）の歯科再生療法域での適応症とその実際

横手優介
医療法人社団　優美歯科
ヨコテデンタルクリニック
HIC 兵庫インプラントセンター
連絡先：〒679-2151
兵庫県姫路市香寺町香呂107-1

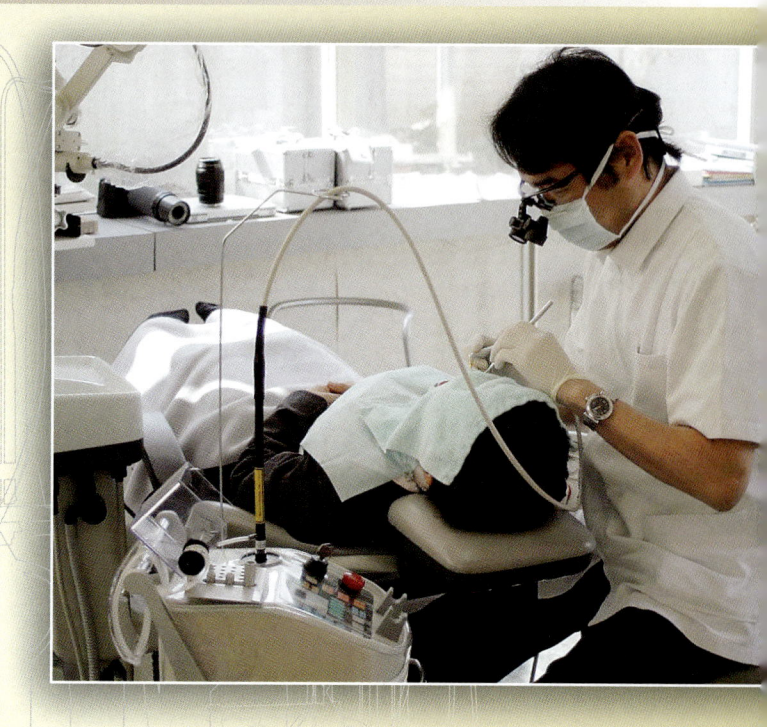

■炭酸ガスレーザーの臨床応用
■骨再生を意識した，歯根端切除術の予後を向上させるレーザー併用法
■Connective Tissue Graft 直後の歯肉整形術におけるレーザー使用の意義
■インプラント治療への応用

はじめに

今日の歯科医療技術は，再生医療の進歩によりめざましい発展を継続しつつある．とりわけ，オッセオインテグレイテッド・インプラントによる治療は，骨再建技術の進歩により臨床応用の範囲が大きく拡大し，より多くの患者に恩恵をもたらしてきた．しかし，その反面，治療リスクも大きく増加したのも事実であり，今後よりいっそうのEBMの実践と予知性の高い臨床を進めなくてはならない．そして，その治療技術と結果がいかに患者に満足されるものとなるかをつねに考慮し，サービス業に属するとされて久しい医療を発展させねばならない．

1．炭酸ガスレーザーの臨床応用

さて，このような状況下においてレーザーがいかに有用であるかはきわめて明らかにされつつあるが，歯科におけるレーザーは，ハードレーザーとソフトレーザーに大別され，とくにハードレーザーにはNd:YAGレーザー，Er:YAGレーザー，半導体レーザー，炭酸ガスレーザーがあるなかで，われわれのクリニックでは松下電器製炭酸ガスレーザー「Panalas C05Σ」(図1)を臨床において使用している．ハードレーザーの黎明期に導入した「Panalas C10」から3機種目となり，早くも10年以上の使用経験を重ね，レーザーの使うべきポイントを筆者なりに見出している．

ハードレーザー治療においては，HLLT(高反応レベル処置)とLLLT(低反応レベル治療)，単純にいってしまうと，組織を破壊して蒸散させるのか，もしくは上皮化をはかり治癒に向かわせるのか，これらをよく理解をして使用することが重要である．それぞれ単独あるいは併用によってその効果がもたらされるが，術者の診断基準が治療成績を左右することはいうまでもない．しかし，松下電器の「Panalas」シリーズの進化，とくに「Panalas C05Σ」の登場により，LLLTの光化学的治療応用は格段によくなっている．

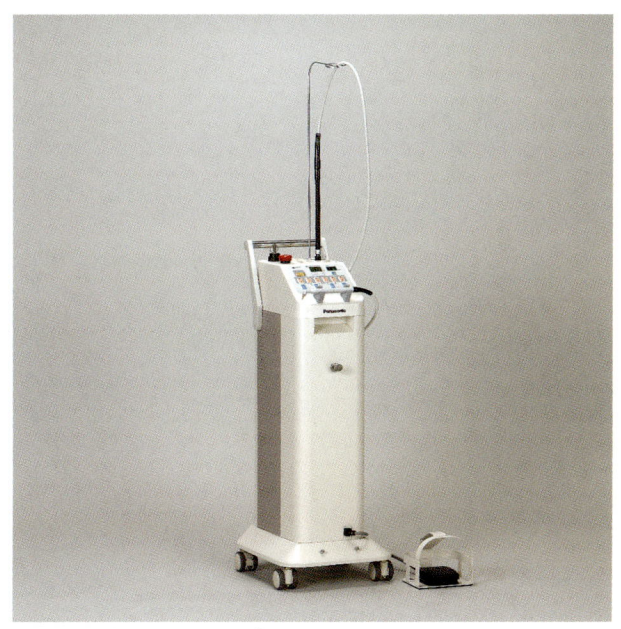

図1 炭酸ガスレーザー「Panalas C05Σ」．

炭酸ガスレーザーを選択する理由として，幅広い適用範囲であり，遠赤外線領域の波長を有するために生体にやさしい反応であること，インプラントに代表される口腔内金属などに対する反応がないこと，軟組織，硬組織の双方に有用な効果をあげられることなどがある．

「Panalas」は，操作性において世界随一のフレキシブルな結晶ファイバを有することにより，精度の高い照射を可能にし，マイクロスコープを用いた治療にも的確に使用できるうえ，さらに「Panalas C05Σ」の最大特徴である発振モード「Σモード(スーパーパルスの発振)」は，より生体にやさしく使用できる(図2, 3)．

炭酸ガスレーザーにおける臨床応用範囲としては，自身の経験や各種発表から，
①歯肉切除
②小帯切除
③口内炎
④抜歯後止血
⑤歯周治療(歯周ポケット内の殺菌，消炎)
⑥生活歯髄切断

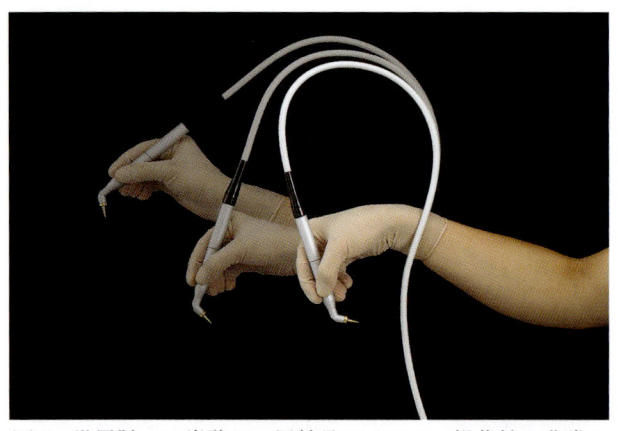

図2 世界随一の炭酸ガス用結晶ファイバ．操作性が非常によい．

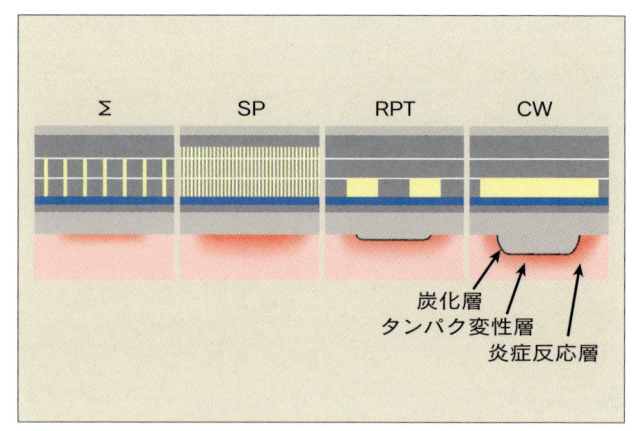

図3 Σモード組織影響シェーマ．

[歯根端切除への応用]

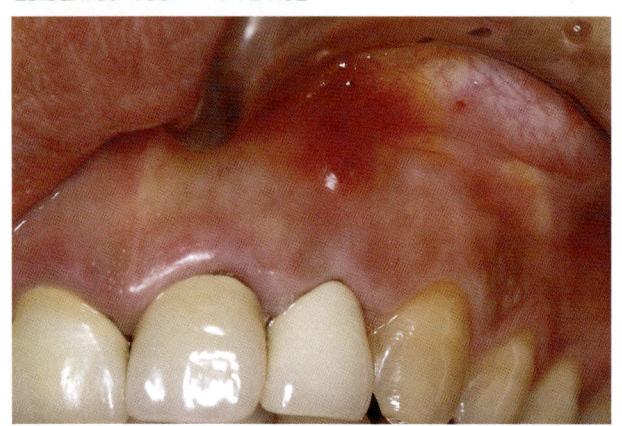

図4 歯根端切除：術前．

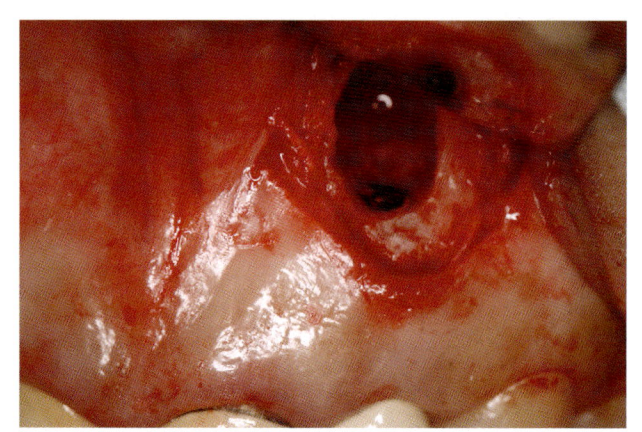

図5 歯根端切除：術後．

⑦根管治療（根管殺菌，乾燥）
⑧う蝕予防処置
⑨軟化象牙質蒸散除去（MI）
⑩知覚過敏
⑪歯肉メラニン色素除去
⑫歯の漂白
⑬膿瘍切開

などがあげられるが，それら症例や手技などは他稿に譲るとして，本稿においては，レーザーの生体作用や生体の治癒反応を十分に意識した，歯科再生療法域でのレーザーの応用ポイントに触れたい．

2. 骨再生を意識した，歯根端切除術の予後を向上させるレーザー併用法

図4：術前．
図5：術式として，通法にしたがい根尖病巣付近を切開，剥離し，エキスカベータ等で一塊に膿瘍を除去し，感染歯根部の切断を行った後，歯根切断部位にはデブライドメントを補助することを目的に蒸散を行う．この際にできるだけ炭化層は後に除去する．その後，殺菌を目的にSPモードで照射し，十分な洗浄を行い，さらに骨面には治癒促進をはかるため，Σモードに切り替えて照射を行う．

3. Connective Tissue Graft直後の歯肉整形術におけるレーザー使用の意義

図6：Connective Tissue Graft施術直後，上皮を蒸散する．上皮の一部を蒸散することで，圧迫による貧血帯をつくらずに，移植結合組織が比較的早期に治癒する環境をつくるのが狙いでもある．オベイトポンティックによる圧接整形とするため，治癒後のマージンラインを意識して過度に蒸散する必要はな

[Connective Tissue Graft への応用]

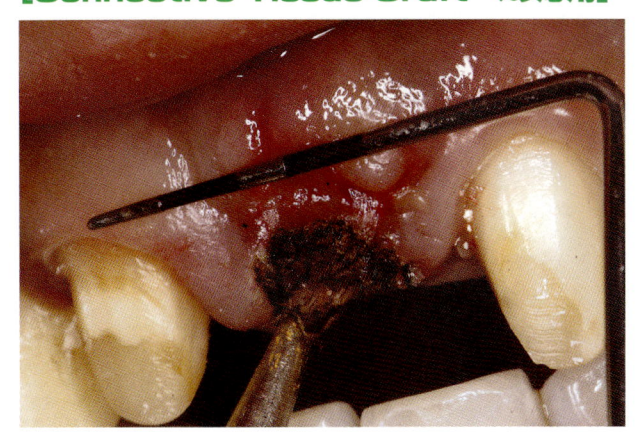

図6 Connective Tissue Graft：術前.

図7 Connective Tissue Graft：術後.

[インプラント体への照射影響]

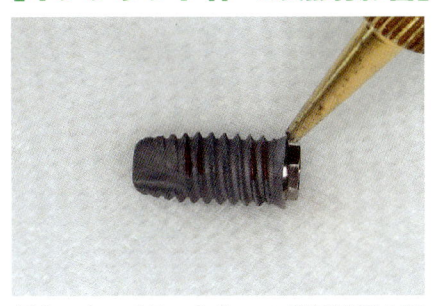

図8 インプラント体への照射影響を調べる.

図9 コントロール.

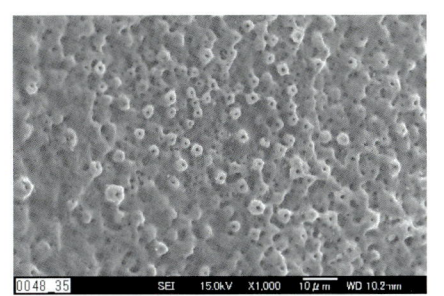

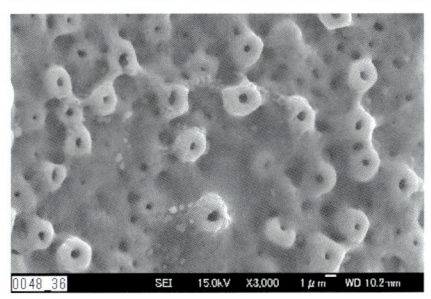

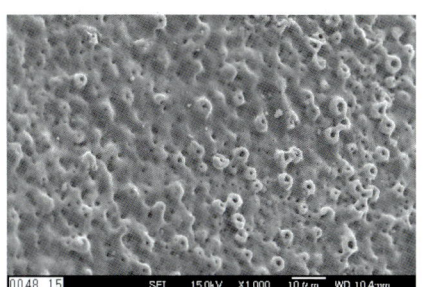

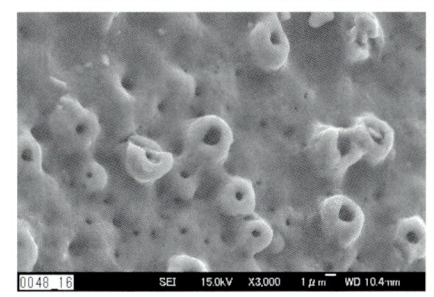

図10 照射部位.

い．炭酸ガスレーザー使用のメリットは，このような蒸散使用においても，上皮内に熱影響が止まってくれて移植結合組織への影響がでにくいことと，歯間乳頭形成にも影響がでにくいということである．これまでの経験では，予知性に関する懸念もなく，とにかく従来法より格段にイージーとなる．

図7：1か月後.

4．インプラント治療への応用

図8：インプラント体への照射影響を調べた．実験に用いたフィクスチャーはノーベルバイオケア社製タイユナイトIVで，スムースサーフェスなヘッド部やスレッドにマーキングしてある間にレーザー照射を行った．

図9：コントロール(スレッド部).

図10：CW 3W，テーパ2Aチップを接触，15秒照射した．

以上から，インプラント体(純チタン)への炭酸ガスレーザー「Panalas」照射による形態変性は起こらず，コントロールと比較しても差異は認められなかった．したがって，インプラント埋入時に炭酸ガスレーザーを何らかの目的で使用するにあたって，伝導熱によるインプラント体周囲の支持組織そのも

[インプラント治療への応用]

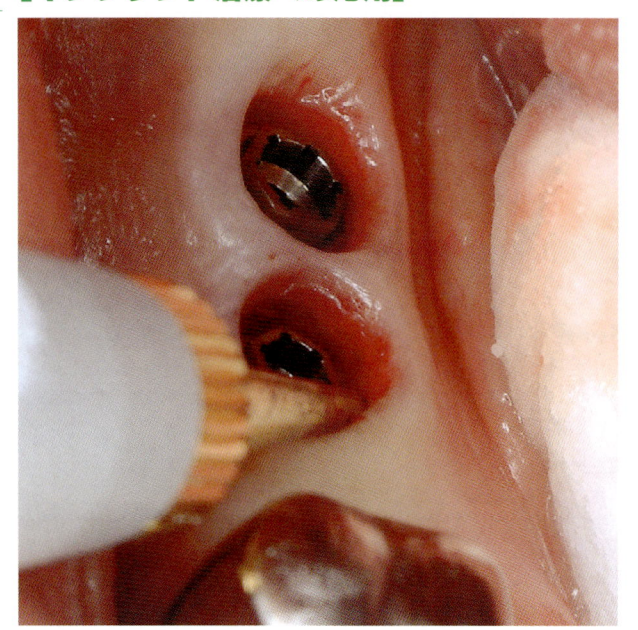

図11 メインテナンス.

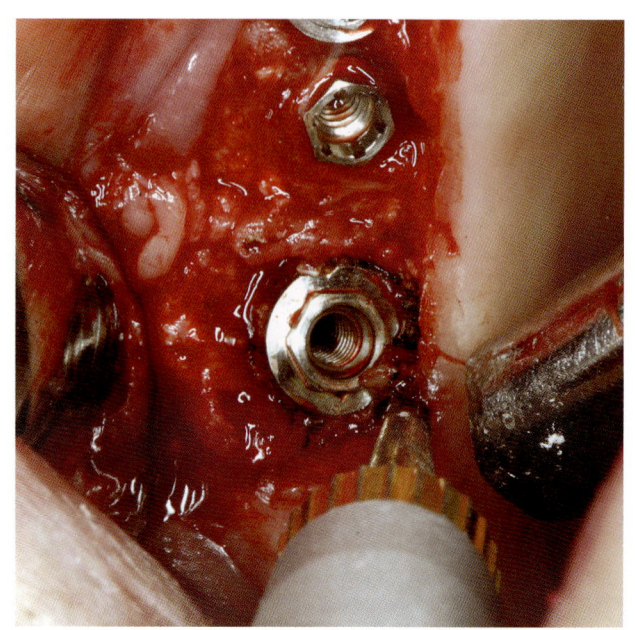

図12 インプラント周囲炎.

ののの変化を除いて，インプラント体自体への影響はないと考えてよい．

ただし，インプラント周囲炎に対する照射は臨床的に効果的であることを経験しているが，照射による骨の温度上昇や照射時間に敏感に反応するものとして，十分な休止期と正確な照射が必要とされ，炭酸ガスレーザーの骨再生治療への応用はいまだ課題を含んでいることも十分に考慮せねばなるまい．

図11：インプラント治療後のメインテナンス時，LLLTを意識し，上皮化促進と殺菌を期待してΣモード3Wで照射を行う．マイクロスコープ下にて歯肉表面のわずかな変化をとらえる．

図12：インプラント周囲炎においては，HLLTによる組織の蒸散とより強い殺菌作用を期待し，CWモードやRPTモードにて，冷却を継続しながら照射する．

おわりに

まだまだレーザーの作用機序，生体反応などに不明な点が多く，EBMの徹底というわけにはいかないが，少なくともレーザーに頼るような盲目的な使用はせず，術者の的確な診断基準と手技に基づいてレーザー使用条件を選ぶべきということを理解いただいて，よりよい臨床結果をよりいっそう安全で確実に得る新たなステップとしての炭酸ガスレーザーの使用ポイントを示してみた．

読者が患者のための治療を進めるうえで，少しでも役に立てていただければ幸いである．

http://www.yokote-dental.com
CTCクリニカルトレーニングコース「レーザーコース」も開催します．（日程調整中）

光＋水＝
心地よい治療

Dentlite

硬組織・軟組織対応

歯科用 Er:YAG（エルビウム・ヤグ）レーザー

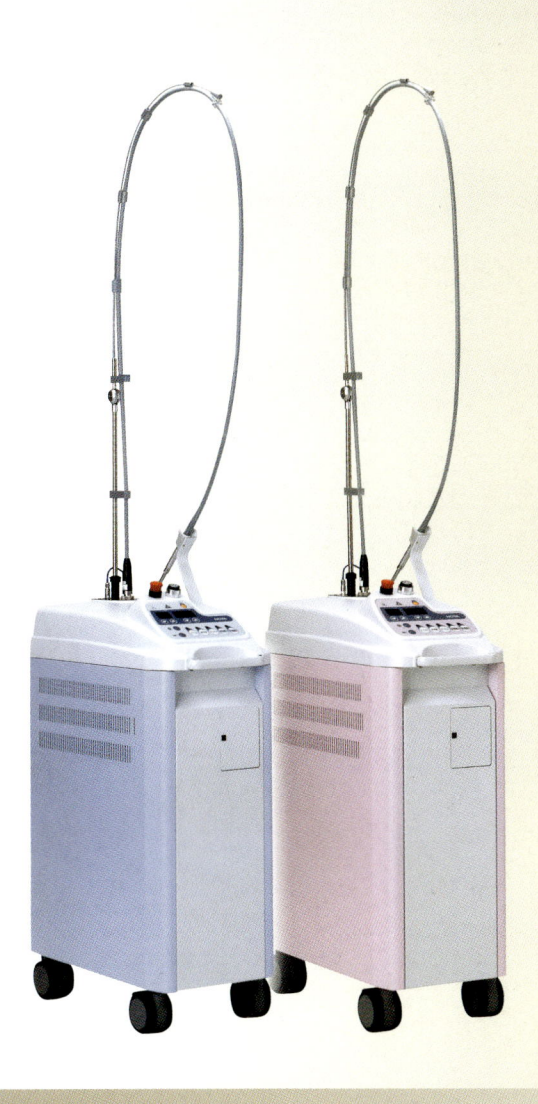

製造販売業者
HOYAフォトニクス株式会社
〒335-0027
埼玉県戸田市氷川町3-5-24

お問合せ先　■フリーダイヤル:0120-533-418
東　　京　〒104-0042　東京都中央区入船2-3-7　　TEL:03-5541-6252　FAX:03-5541-6255
大　　阪　〒542-0081　大阪市中央区南船場4-6-10　TEL:06-6243-9218　FAX:06-6244-2400

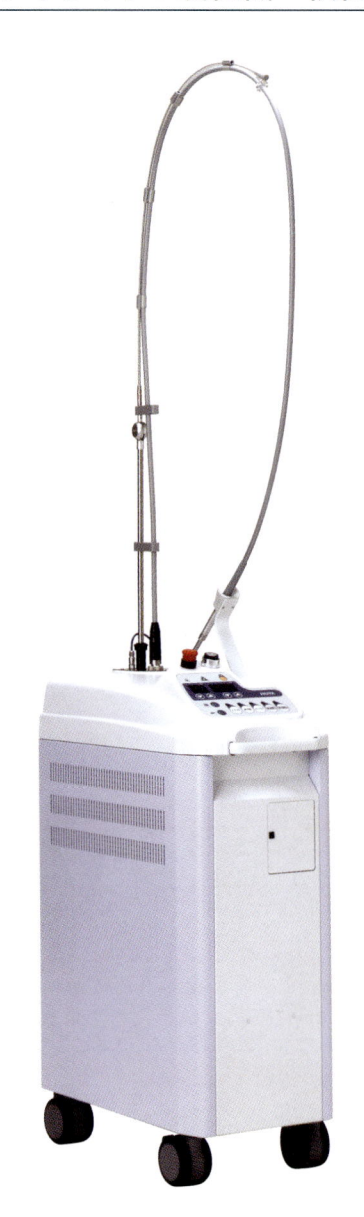

New デントライト：硬組織・軟組織対応　歯科用 Er:YAG（エルビウム・ヤグ）レーザー装置

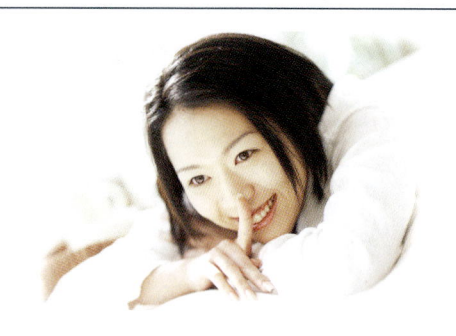

デントライトで新たなアプローチ

Er:YAG（エルビウム・ヤグ）レーザー「デントライト」は，軟組織・硬組織を問わず広い領域で使用できます．
Er:YAG（エルビウム・ヤグ）レーザー光のもつ，組織表面で吸収される特性と，水を噴霧しながら使用できることから，周辺組織への熱ダメージがほとんどなく，痛みの少ない治療が可能となります．
たとえば，軟組織にはその低侵襲性と水の噴霧による冷却・洗浄の作用，加えて Er:YAG（エルビウム・ヤグ）レーザーによる殺菌消毒も期待できるため，大変効果的な処置が可能です．歯周にも歯石の除去などを主体に使用できます．硬組織にはダメージを抑えてう蝕の除去が可能で，アプローチの難しい繊細な部位にも対応が広がります．従来器具と併用することでより効率的な使用も可能です．
そして痛みが少ない治療は，麻酔の少ない，あるいは不要の処置も可能となります．
「デントライト」を現在の診療に加えることで診療のスタイルの拡大がはかれます．

レーザーで人にやさしい治療を．デントライトが実現します．

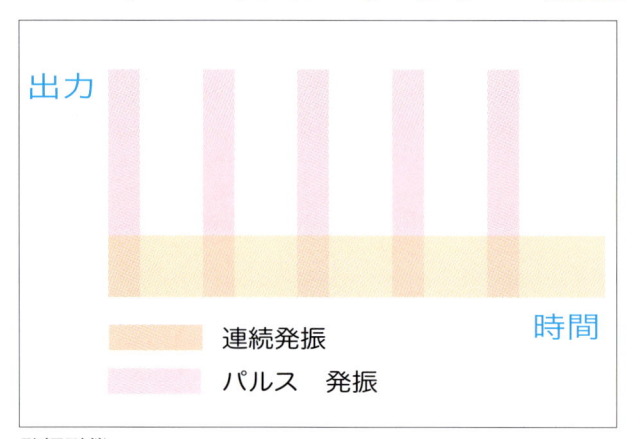

発振形態

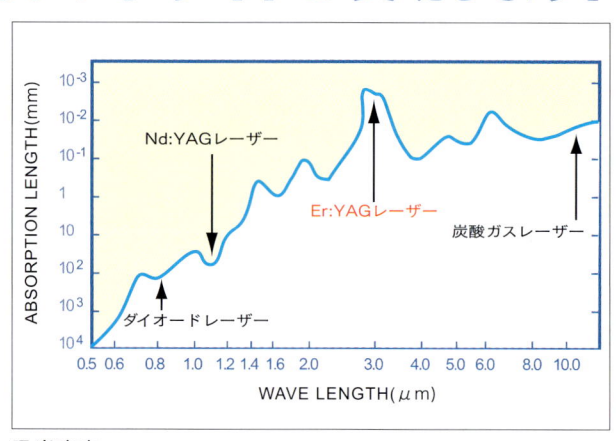

吸光度表

80

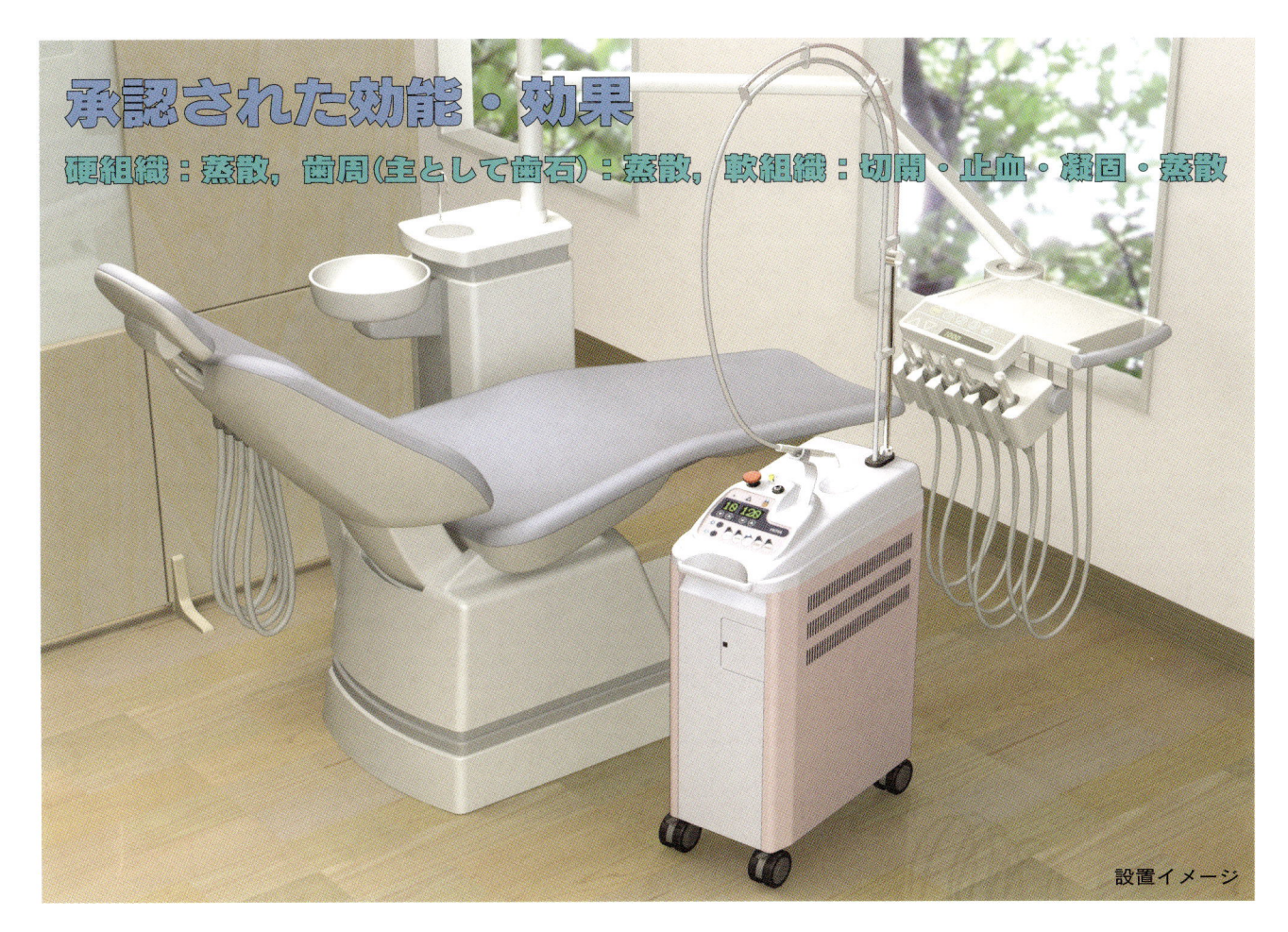

承認された効能・効果
硬組織：蒸散，歯周（主として歯石）：蒸散，軟組織：切開・止血・凝固・蒸散

設置イメージ

デントライトの特徴

硬組織・軟組織の両方に広く対応

Er:YAG（エルビウム・ヤグ）レーザーはそのレーザーの波長特性から，さまざまな臨床に対してすぐれた治療が可能となります．
歯周治療，う蝕の除去，歯肉の切除や凝固に使用でき，効果的な治療が可能です．

患者さんのストレスを大幅に軽減

従来からのタービンなどの機械的切削器具に比べて振動や音からくる不快感や恐怖感といった患者さんのストレスを大幅に軽減できます．また，水の噴霧を併用することでレーザーの熱作用を最小限に抑えるため，痛みの少ない，より低侵襲な治療が可能となります．

使用感のよい装置

- スムーズな動作可能なファイバー（高効率なレーザー，水，エアを導く3WAYファイバー）．
- プリセット機能で簡単操作．
- 軽量小型．
- クイックスタート．
- 院内のインテリアに合わせられる2つのカラーバリエーション．
- キャリブレーション機能を搭載．

Newデントライト：硬組織・軟組織対応

歯科用 Er:YAG（エルビウム・ヤグ）レーザー装置

仕様

発振波長	エルビウム・ヤグレーザー 2.94μm	供給エア	3.8～4.0Kgf/cm^2
出力エネルギー	30～350mJ	電源電圧	AC100V 50/60Hz
繰り返しパルス数	3Hz, 10Hz	本体寸法(mm)	幅260×奥行514×高732(ハンドル含まず)
伝送方式	ファイバー方式	本体重量	43kg
供給水	1.0～1.5Kgf/cm^2	医療用具承認番号	21100BZZ00623000

操作パネル

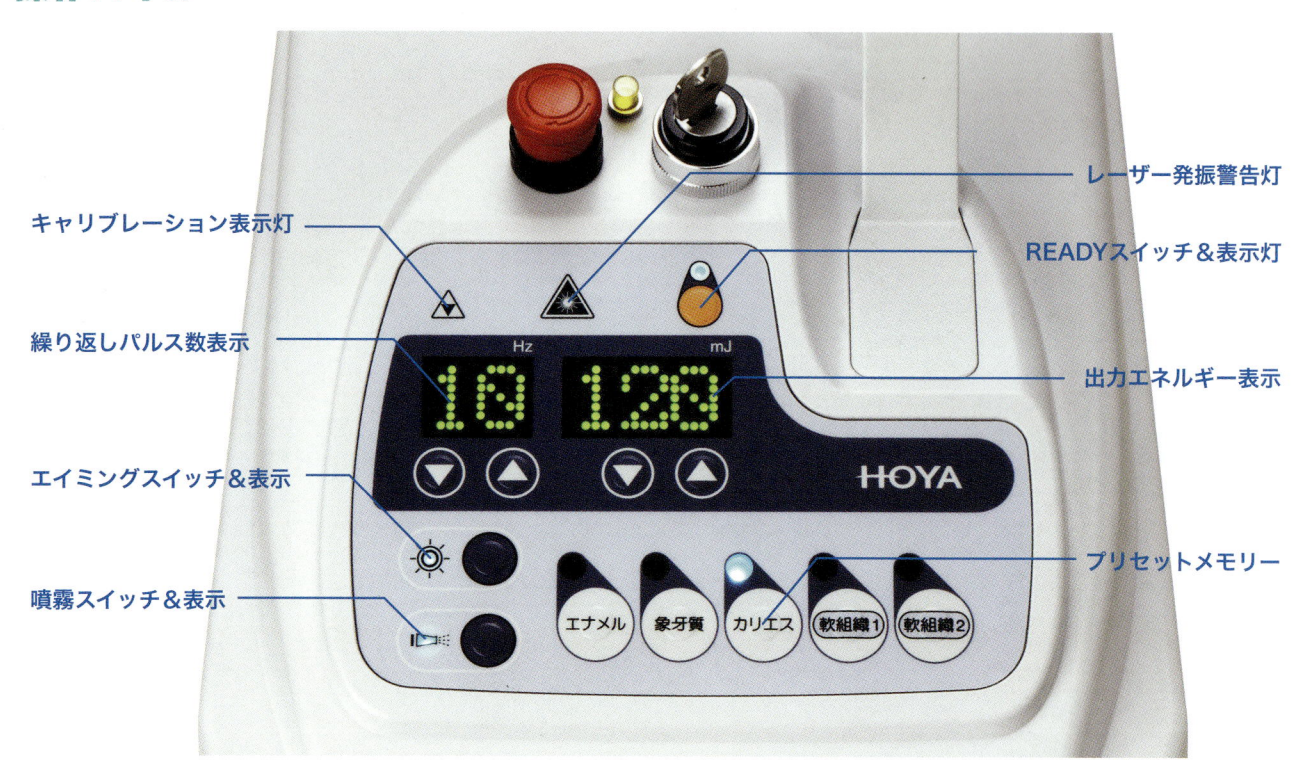

- キャリブレーション表示灯
- 繰り返しパルス数表示
- エイミングスイッチ＆表示
- 噴霧スイッチ＆表示
- レーザー発振警告灯
- READYスイッチ＆表示灯
- 出力エネルギー表示
- プリセットメモリー

標準付属品

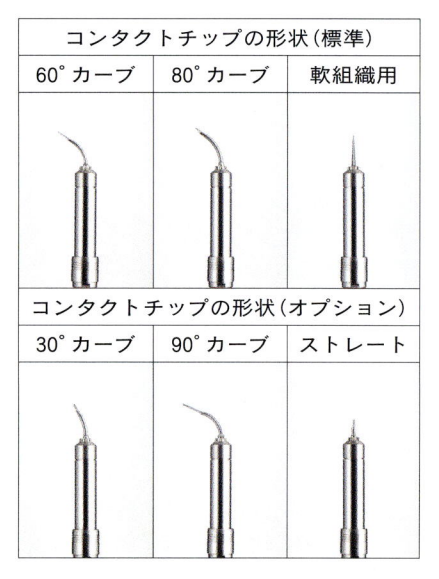

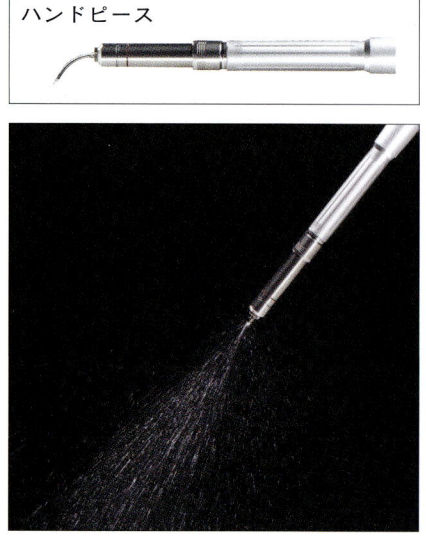

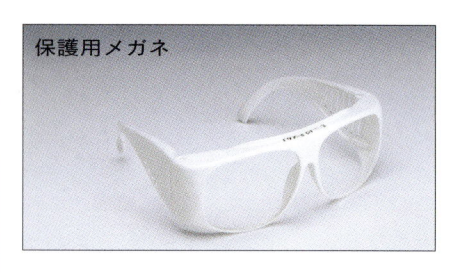

コンタクトチップの形状（標準）
- 60°カーブ
- 80°カーブ
- 軟組織用

コンタクトチップの形状（オプション）
- 30°カーブ
- 90°カーブ
- ストレート

ハンドピース

保護用メガネ

・コンタクトチップ
　80°カーブ：5本
　60°カーブ：5本
　軟組織用：1本
・スリーブ：3本
・保護用メガネ
　大人用：3ケ
　子ども用：1ケ

デントライト（Er：YAG レーザー）の適応症とその実際

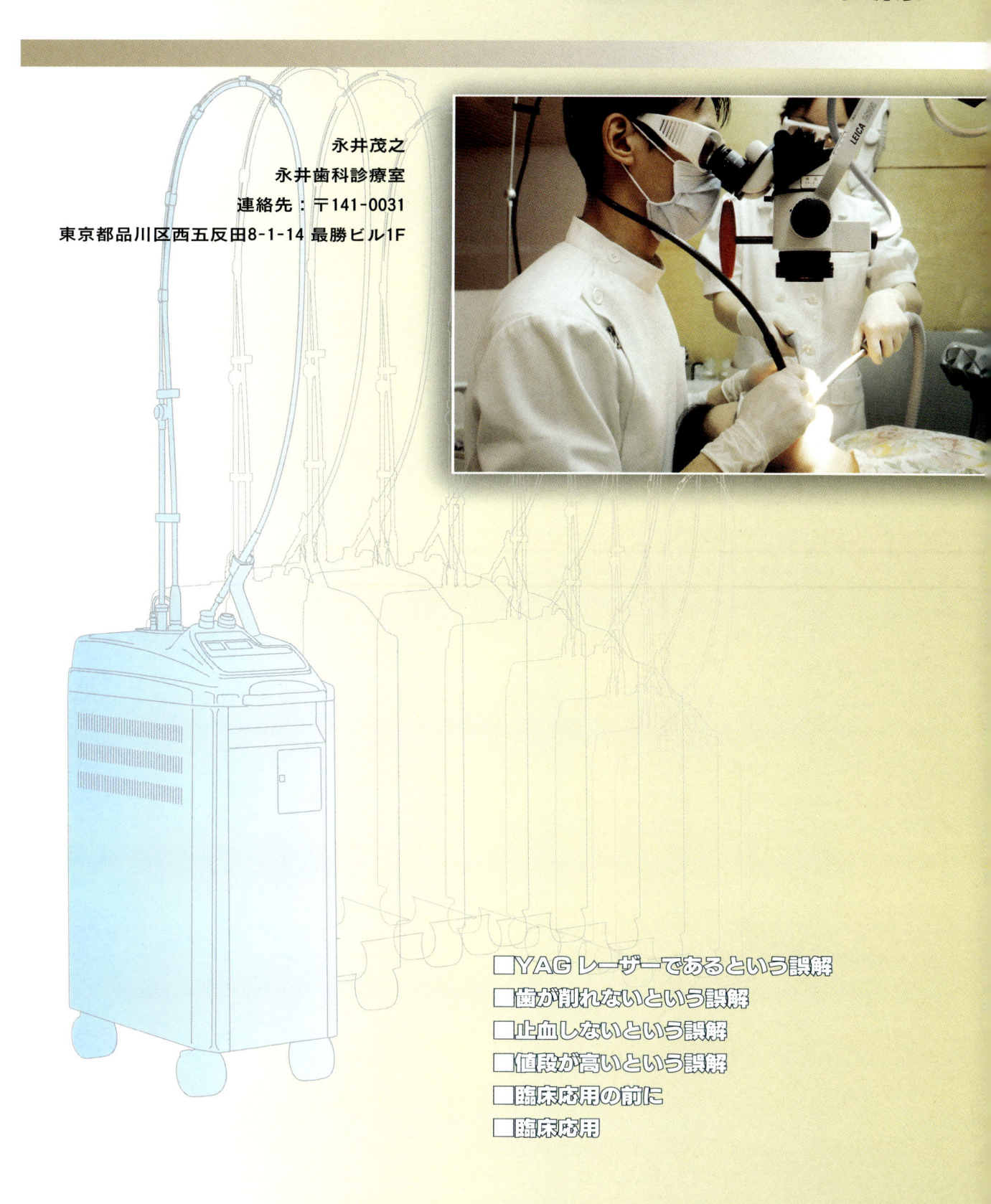

永井茂之
永井歯科診療室
連絡先：〒141-0031
東京都品川区西五反田8-1-14 最勝ビル1F

■YAG レーザーであるという誤解
■歯が削れないという誤解
■止血しないという誤解
■値段が高いという誤解
■臨床応用の前に
■臨床応用

はじめに

Er:YAG（エルビウム・ヤグ）レーザーの登場で，レーザーの歯科医療での適用が身近になったと思っているのは使用している歯科医師だけで，いまだにこのレーザーに対する誤解が多いことに驚く．硬組織と軟組織の蒸散が安全に行える，まさに歯科医療のためのレーザーのように思うのであるが，以下のような誤解を受けているのは残念である．

1．YAGレーザーであるという誤解

ひと昔前，Nd:YAG（ネオジウム・ヤグ）レーザーと炭酸ガスレーザーがハードレーザーとして紹介されていたころ，炭酸ガスレーザーとの比較でNd:YAGレーザーを"YAG（ヤグ）レーザー"と呼んでいた．後に登場したEr:YAGレーザーも，"YAG（ヤグ）"とつくことから，"YAG（ヤグ）レーザー"の一種と思われてしまったようであるが，まったく別物であることはいうまでもない．

2．歯が削れないという誤解

歯牙硬組織がこんなに削れるレーザーは他にはない．現在，「デントライト」の日本での認可は10Hzである．このマシーンは30Hzが標準設定であり，世界中で認可が得られているのであるが，なぜか日本でのみ10Hzの認可のため，リミッターがかけられている．日本のEr:YAGレーザーも25Hzの認可を得たものがある．当然10Hzよりも25Hzのほうが早く削れる．

「デントライト」のすぐれたところは，高Hzでも高出力が維持できることである．他のEr:YAGレーザーでは20Hz，25Hzとパルス数が上がるにつれ，出力の最高値が低くなってしまうものが多い．高繰り返し発振は，軟組織治療に限定すると割り切ればそれでよい．しかし，骨整形やエナメル質蒸散に使用するならば，十分な出力を期待してしまう．

30Hzの認可さえ下りれば，「デントライト」は最強のEr:YAGレーザーである．Er:YAGレーザーは20Hz，30Hzでは歯が削れすぎて怖いくらいである．

3．止血しないという誤解

水分によく吸収する波長2,940nmのEr:YAGレーザーはフリーランニングパルス発振である．1発で軟組織に穴があく．しかし，ほとんどのエネルギーが表層で吸収されるため，深い穴ではない．瞬時のできごとなので熱による影響も少ないため，炭化，変性層は他のレーザーに比べて非常に少ない．注水もしながら軟組織の蒸散を行えば，本当に痛みの少ないレーザーである．炭化層も肉眼では観察できない．生体組織にとってよいことづくめである．ゆえに，レーザーのなかではとくに軟組織治癒の早いレーザーとして知られる．止血しないというのは誤解である．

30Hzの認可の遅い厚労省も，「デントライト」の軟組織の止血・凝固を認可している．もちろん，他の波長レーザーに比べて止血・凝固能力は劣るのであるが，止血・凝固作用はある．他のレーザーに比べて形成される凝固層が薄いと思えばよい．

4．値段が高いという誤解

現在のレーザー群で，Er:YAGレーザーの値段が高いというのは誤解である．硬組織も軟組織もよく切れる他のレーザーなどはないのであるから，比べようがない．もちろん，Nd:YAGレーザー，半導体レーザー，炭酸ガスレーザーは軟組織用のすぐれたレーザーである．しかし，レーザーでう蝕の治療をしてもらえると思っている患者の何と多いことであろうか．軟組織治療のみならず，う蝕治療が安全に行えるEr:YAGレーザーが他のレーザーと値段が違うのは当然である．むしろEr:YAGレーザー以外のレーザーが高すぎると思える．しかも，「デントライト」の機械としての信頼性は高い．ファイバー先端のエネルギーをパネル表示とリンクさせるキャ

[キャリブレーション機能]

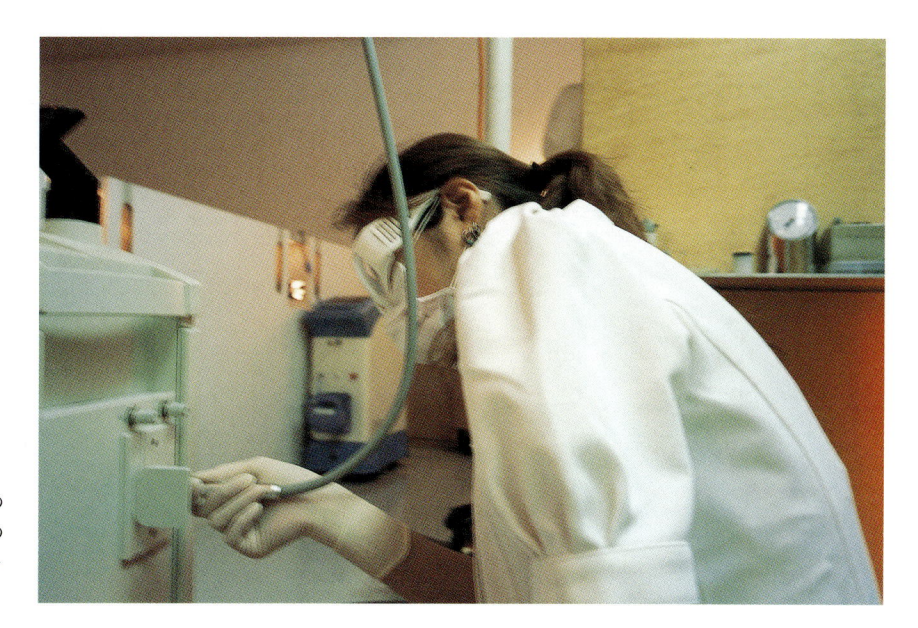

図1 「デントライト」は，ファイバーの信頼性が高いだけでなく，機械そのものが実によくできている．図は出力のキャリブレーションを行っているところ．

リブレーション機能が標準装備されていることも，「デントライト」の信頼性を示す1つである（図1）．

5．臨床応用の前に

Er:YAGレーザーの臨床で特異的なところが注水機能である．注水が同時にできるレーザーは少ないのであるが，Er:YAGレーザーと注水は切り離して考えられない．注水の良し悪しで組織の状態や切削効率が変化してくる．あるいはチップの組織に対する角度も重要である．とくに10Hzで使用している場合，注水とチップ角度の影響が強く感じられる．その他，先端チップの選び方，照射組織との距離のとり方などが臨床でのポイントとなる．

1）注水と非注水

Er:YAGレーザーであっても，非注水で使用すると組織にごく薄い炭化が観察される．これは熱の影響が強くでていることを示す．骨膜や歯髄によい影響ではないので，他のレーザーと同様に注意が必要であるが，小帯切除術などには有効である．あるいは，口内炎，口角炎，義歯性潰瘍の表層の角化などに利用する場合は，非注水で使用することが多い．逆に注水を行うと熱の影響がでにくい．生活歯のう蝕除去や軟組織を深く蒸散する場合，あるいは骨をターゲットにするような場合には，注水を行うと安全である．軟組織には注水量を多くすると，蒸散は遅くなり，注水量を加減することである程度止血を期待しながら切開を行うことができる．切り口はまさにレーザーメスである．すなわち，赤く美しい断面であるが出血しないという状態である．

注水量が多いと断面は粗造になり，注水が少なすぎると炭化凝固層がでてくる．硬組織蒸散時の注水量は多いほうが安全である．注水は冷却と同時に蒸散組織片を洗い流す役割をなす．つねにレーザー照射面が新しい面であることで蒸散率が上がる．すなわち，早く削れるということである．

2）チップの角度

硬組織を蒸散する場合，注水量とともにチップの角度が重要である．硬組織表面に対して少し寝かせて照射すると，蒸散片が垂直に帰ってこないので，チップ端面の痛みも少ないし，注水の影響で蒸散片が照射部位から流れるので切削効率が高まる．

3）チップの種類

切削効率をよくするには，単純にエネルギー密度の高いチップを選べばよい．しかし，軟組織に注

[チップの種類]

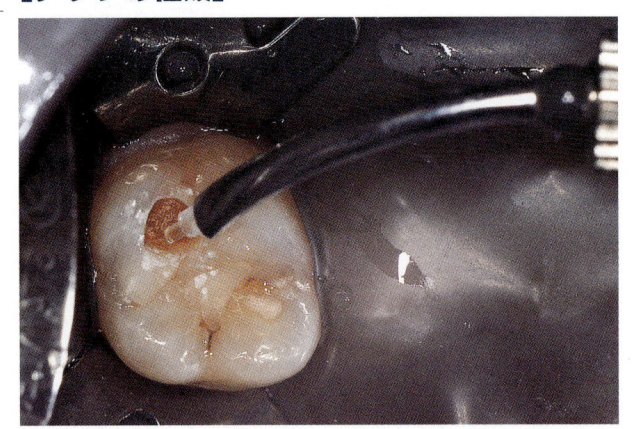

図2 80°チップ（Φ600μm：石英ファイバーチップ）．「デントライト」のこれらのチップは，臨床上視覚性にすぐれ，窩洞形成やポケット内へのアプローチにすぐれる．

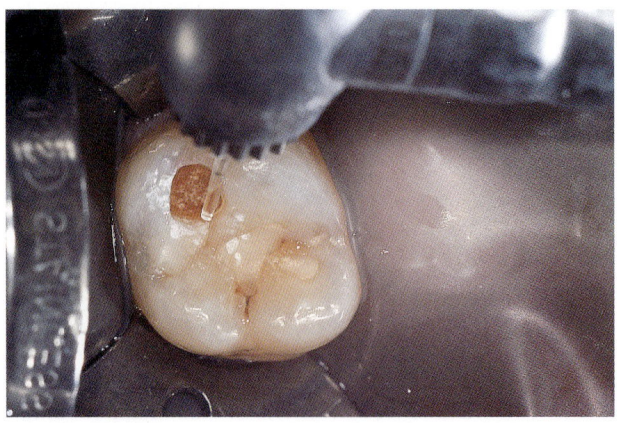

図3 ライトアングルスリーブ（コントラアングル）に取り付けた Taper450チップ（Φ450μm：サファイアチップ）．エネルギーの透過率が高く，エネルギー密度も高いので，硬組織の蒸散にすぐれる．コントラアングルは，歯の遠心面の作業がしやすい．

水をしながら使用する場合，チップの組織への接触面積が多いほど切削効率はよい．すなわち，断面の広いチゼル型チップが一番早く切れる．これは Er:YAG レーザーの他のレーザーと違う大きな特徴である．こうしたことは，Er:YAG レーザーがよく生体に吸収されることで起こる．つまり，非常に低いエネルギーであっても軟組織表面でよく吸収されて切れるので，エネルギー密度が低くてもよい．それゆえ，組織表面に接触する断面の大きなチップのほうの切開が早く効率がよい．硬組織に使用する場合はエネルギーを要するので，エネルギー密度の高いチップのほうが早く切れる（図2，3）．

4）チップ・組織間距離

チップをデフォーカスにするとエネルギー密度は下がる．それでも硬組織の蒸散をするときは距離をとったほうがよい．0.1mm でも0.5mm でもよい．蒸散片によるチップの汚れと損傷を防ぐことで，安定したエネルギー密度を保てるからである．硬組織蒸散の基本は，注水量，エア量多め，斜め照射のニアコンタクトである．軟組織照射はバラエティに富むが，デフォーカス照射は知覚過敏症，口内炎，口角炎，義歯性潰瘍への照射などに有効で，切開はコンタクト照射であろう．

5）注意点

とにかくよく切れるレーザーである．これは生体組織によく吸収されるためで，熱の影響も少ない（フリーランニングパルス発振および注水ができるため）．よって，患者もあまり痛がらない．そこで，蒸散部位が目視下であればよいが，ポケット内や膿瘍にチップを入れ，蒸散部位が隠れたときに注意が必要となる．とにかく何かを削っていると思えばよい．しかも，注水とエアをともなって使用していると，容易に気腫の原因となる．とくに歯周病の急性炎症などでポケット内や膿瘍内にエア供給部サス管を入れた場合，付着が堅固ではないため，気腫を起こす可能性が高くなるので十分に注意しなければならない．蒸散部位が目視下にある場合は至って安全であるが，レーザーを照射するターゲットと目的を明確にしておかなければならないのは他のレーザーと同様である．

［インプラント］

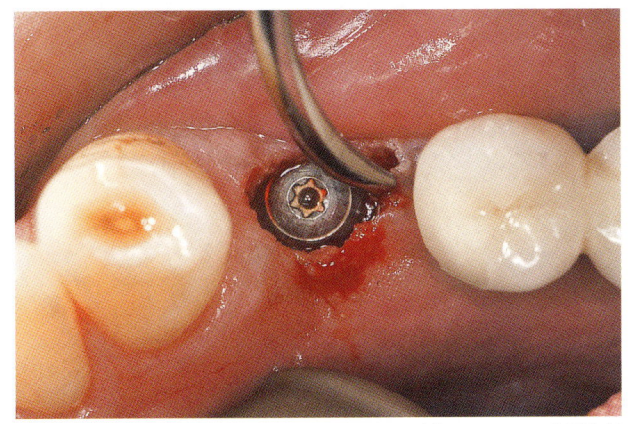

図4 インプラント二次オペ．80°チップ（Φ600μm，透過率65％，パネル表示100mJ時エネルギー密度23.0J/cm²）を用い，注水，70mJ，照射時間90sec，浸潤麻酔下で，遠心のメタルタトゥ除去も同時に行った．

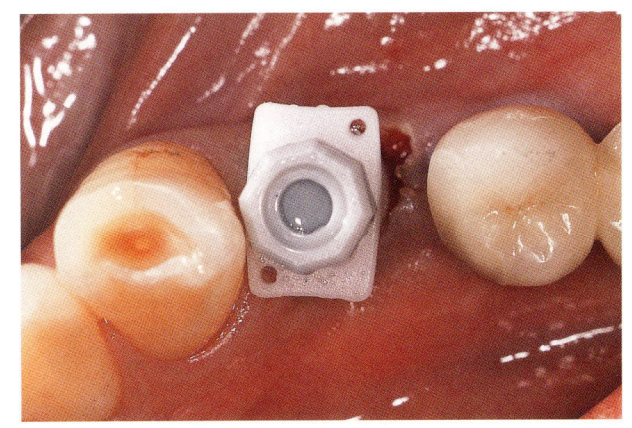

図5 同日印象を行った．Er:YAGレーザーは止血ができないということはない．注水の加減で出血をある程度コントロールできる．

［歯周治療］

図6 65歳，男性．術前．抗圧剤の影響で歯肉腫脹，清掃不良による炎症，3|に8mmのポケットが認められた．ブラッシング時に接触痛と出血がある．
図7 同エックス線所見．3 2|に歯石の付着と骨の欠損がみられる．

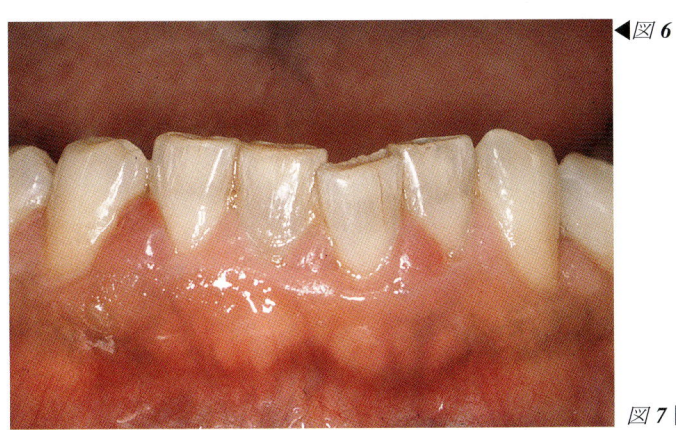

図8 80°チップ，55mJ，注水，無麻酔．歯肉整形とポケット内照射を行った．
図9 術後2日．術後疼痛もなく，良好に経過している．歯肉の治癒の速さは他のレーザーよりもすぐれている．

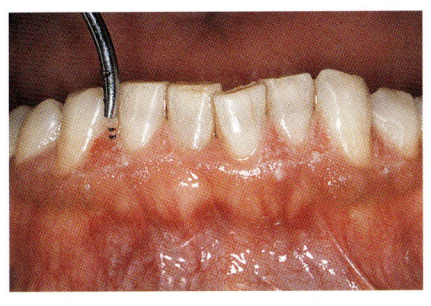

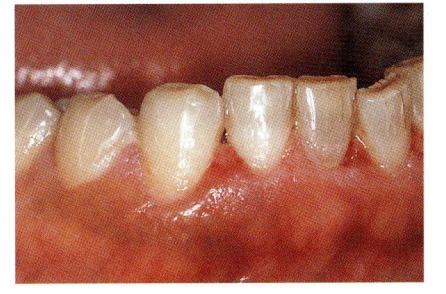

図10 術後3か月．良好に経過している．口腔衛生状態もよい．医師に薬剤の種類を変えてもらった．
図11 同エックス線所見．骨のレベルは術前よりも安定していると思われる．3|のポケットは3mmと改善している．

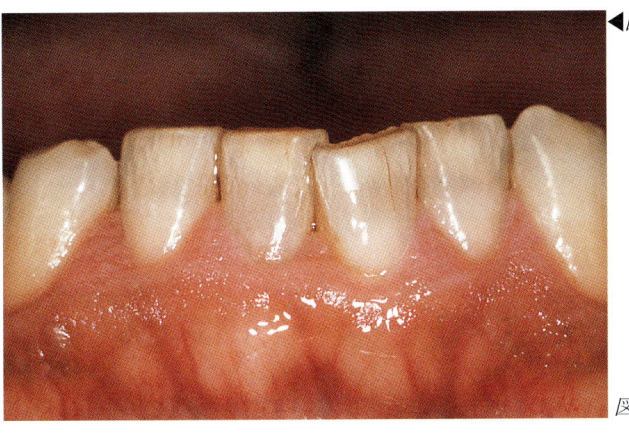

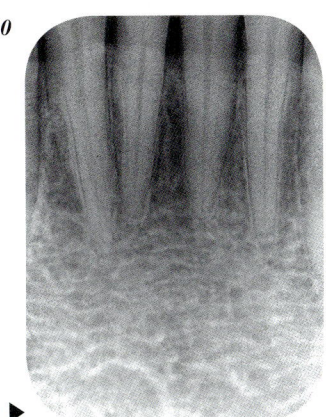

[メタルタトゥ除去および根管治療]

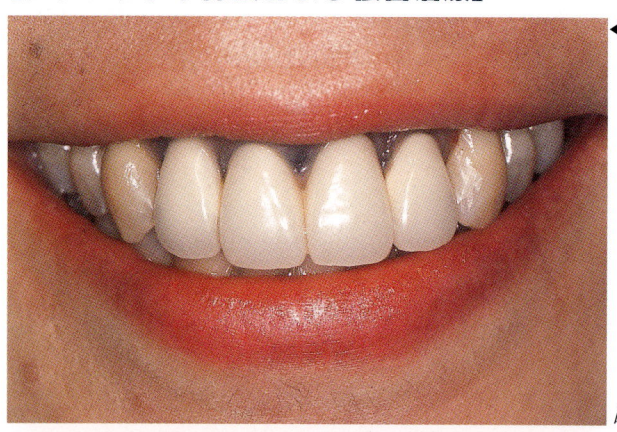

図12　41歳, 女性. 術前. 上顎前歯メタルタトゥの除去を希望.
図13　同エックス線所見. 補綴物の不適合, 2|に根尖病巣が観察される. 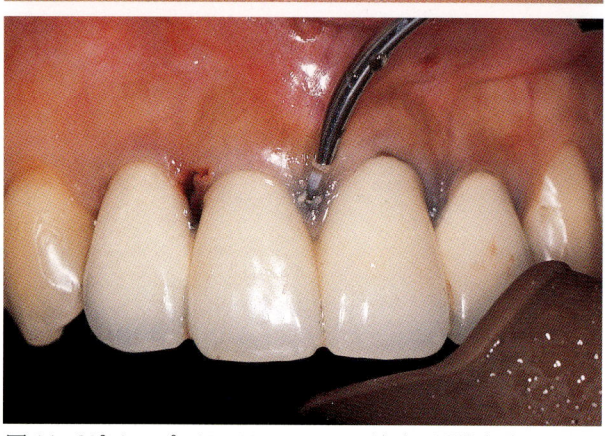
図14　80°チップ, 45〜80mJ, 20Hz, 注水, 浸潤麻酔下にて, メタルタトゥの除去を行った. 舌側までタトゥは入り込んでいた. 歯肉からのアクセスホールを極力拡大せず, メタル着色部を洗い流す感覚で蒸散. 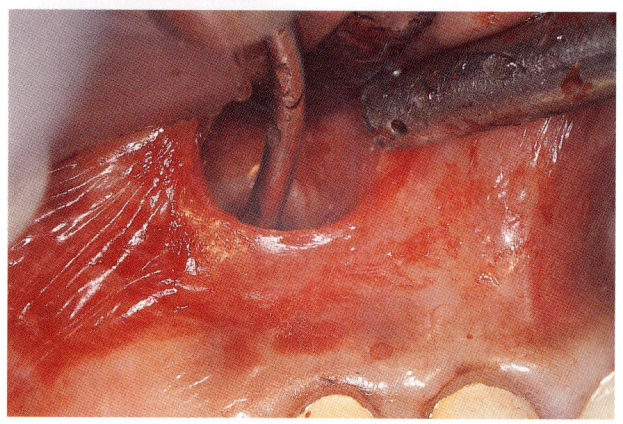
図15　2|に歯根端切除術を行った. 骨の開窓と歯根端切除, および膿瘍摘出術後の骨面のデブライドメントにEr:YAGレーザーを使用した. 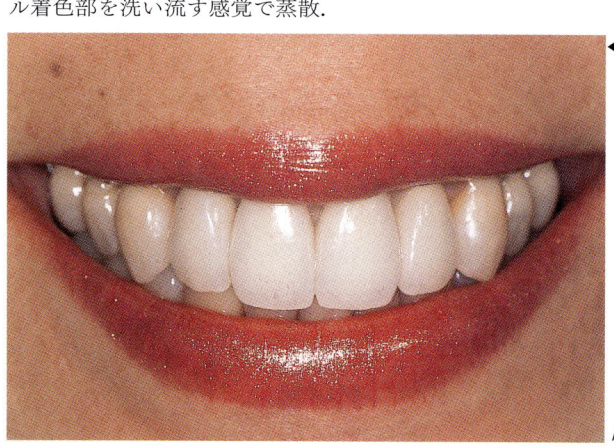
図16　術後3か月. 補綴物は再修復した. メタルタトゥも除去され, 審美的に良好な結果が得られた.
図17　同エックス線写真. 2|根尖部の透過像は改善されており, 歯槽硬線も明瞭になってきている. このまま治癒に向かうと思われる.

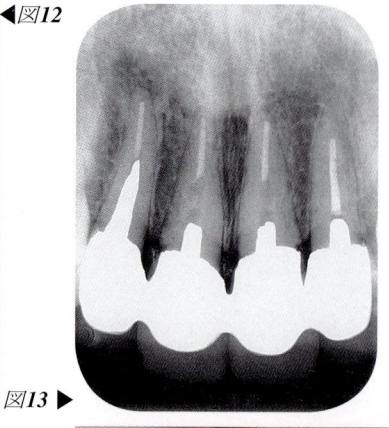

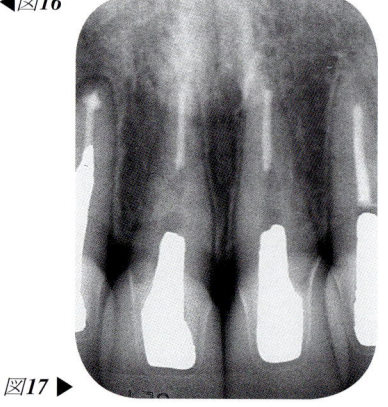

6. 臨床応用

1) インプラント

インプラント治療を行うのであれば, メインテナンスも含めてEr:YAGレーザーが最適のレーザーであることに疑いの余地はない(図4, 5).

2) 歯周治療

「デントライト」のチップは歯周ポケットにも入れ

［歯冠長延長術］

図18　2|の歯冠長延長術．歯肉の形態をEr:YAGレーザーで修正したのち，生物学的幅径を確保するためにフラップを開かず，頬側の骨を蒸散している．チップの方向，動かし方などにテクニックが必要．

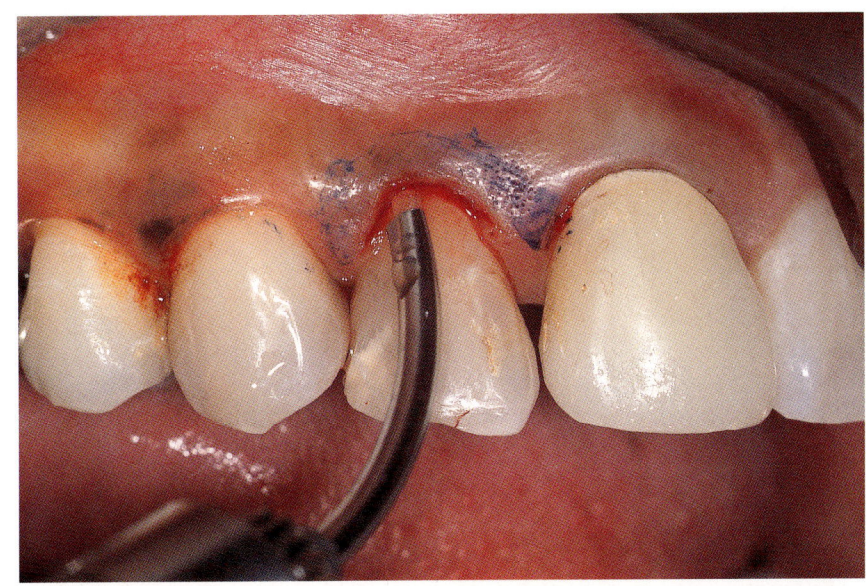

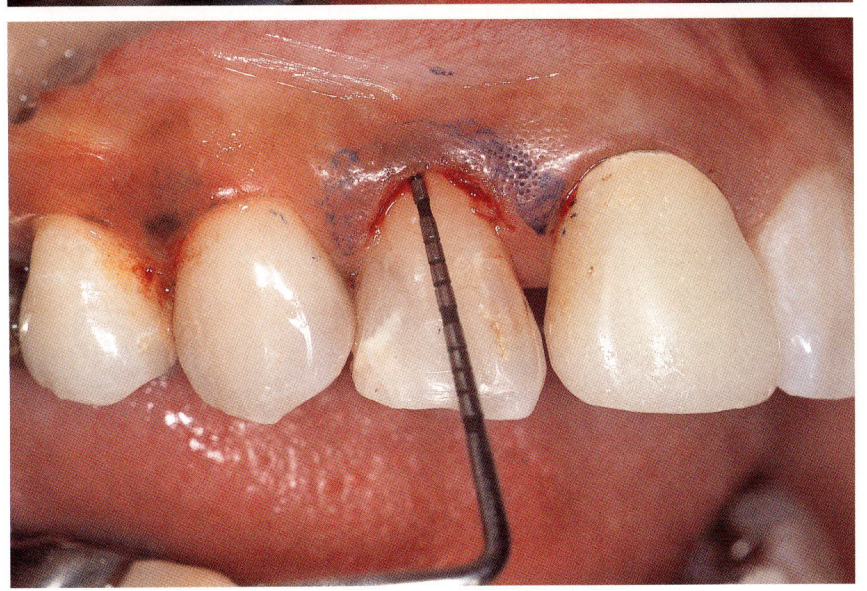

図19　歯肉縁より3mmまで骨頂を削除した．

やすく，良好な治療効果を上げることができる(図6～11)．

3）メタルタトゥ除去

Er:YAGレーザーはメタルタトゥの除去に最適なレーザーである．ターゲットを絞り込み，マイクロスコープ下での作業が有効である(図12～14)．

4）根管治療

さまざまな報告がなされているが，通常のアプローチよりも，歯根端切除術で有効である(図15～17)．

5）メラニン除去

歯肉メラニン除去にも応用ができる．高出力デフォーカス照射の症例が報告されているが，低出力コンタクト照射のほうが確実に基底層メラニン顆粒の除去ができる．

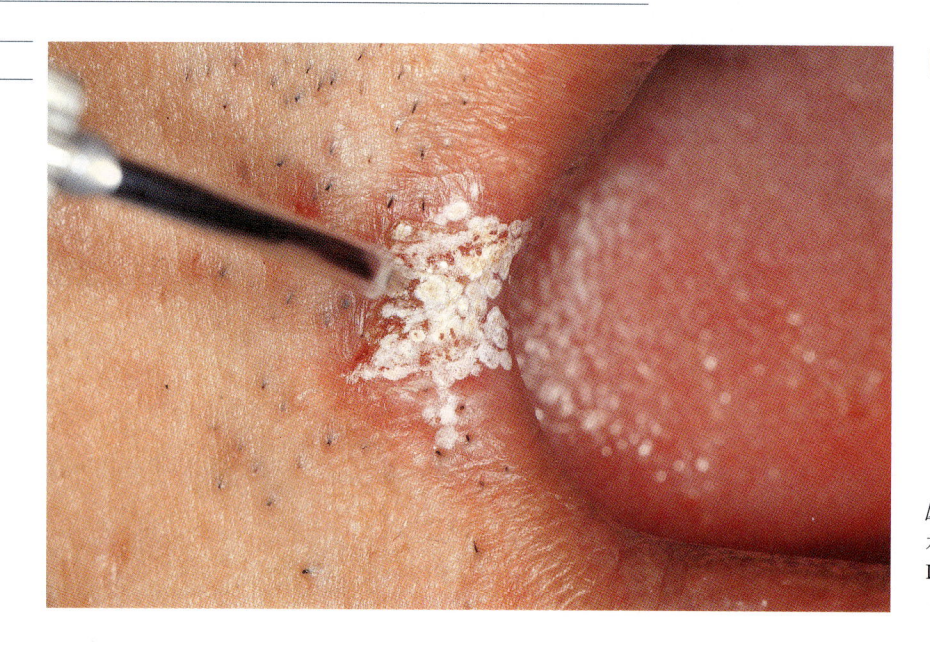

[口角炎の除痛]

図20 80°チップ，デフォーカス，無注水にて口角炎の除痛を行った．いわゆるLLLTではなく，表面に一層凝固層をつくることで疼痛緩和を狙っている．

6）う蝕治療

窩洞形成のできるEr:YAGレーザーであるが，チップの選び方や，蒸散面の処理法などが繁雑である．しかし，レーザーでう蝕の治療をしてほしいという患者には有効である．

7）歯冠長延長術

骨の蒸散が可能なEr:YAGレーザーのみに許される術式である．もちろん生物学的幅径の範囲内であれば他のレーザーの応用も可能である（*図18, 19*）．

8）口内炎，口角炎，義歯性潰瘍

Er:YAGレーザーで偽膜をつくることで接触性の疼痛を緩和することができる（*図20*）．

9）歯牙知覚過敏症

どのレーザーでも応用が効く．とくにEr:YAGレーザーを使用する必要はない．咬合とブラッシングに留意することが肝要である．

10）小帯切除，エプーリス切除等の軟組織小手術

チップの選択をまちがわなければ，切開は非常に早く，治癒も良好である．出血をともなうが，圧迫止血で十分である．

レーザー歯科治療の主流となりうるEr:YAG(エルビウム・ヤグ)レーザーを考察する

アーウィン アドベール
Er:YAG レーザー

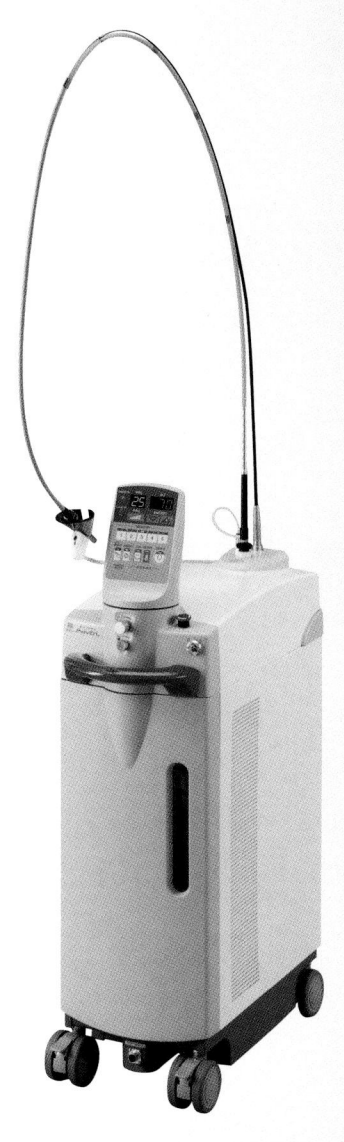

株式会社モリタ
大阪本社
〒564-8650 大阪府吹田市垂水町3-33-18
Tel.06-6380-2525
東京本社
〒110-8513 東京都台東区上野2-11-15
Tel.03-3834-6161

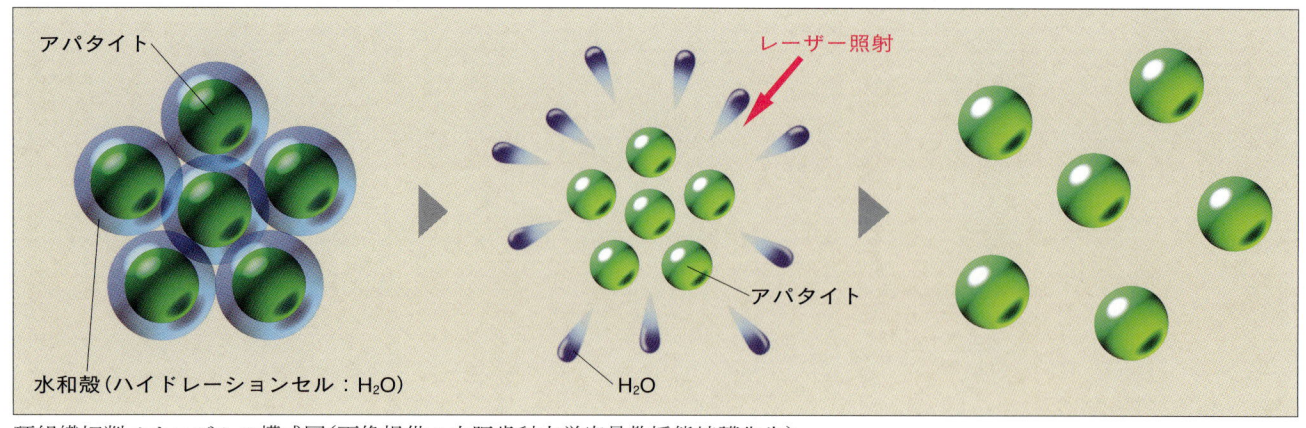

硬組織切削メカニズムの模式図(画像提供:大阪歯科大学客員教授熊﨑護先生).

1. 医療分野において,いまやレーザー治療は多種多様に用いられています

　医療の分野に多くのレーザー治療が採用されている理由は,レーザーがもつ性質にあるようです.レーザーは,進行方向が等しく,位相の揃った光(単一波長)であり,何かに遮られないかぎり,一定方向に向かって弱らずに進んでいく性質があります.この安定した波長から得られる光強度が,眼科領域の近視手術や,脱毛・シミ・シワ取りの手術をはじめとする医療領域に,新たな可能性をもたらしているのです.

　ご存知のようにレーザー光には,炭酸ガスレーザー,Nd:YAGレーザー,半導体レーザー,Er:YAGレーザーなど,多様な波長が存在します.炭酸ガスレーザーの波長特性は,ひと言で表現しますと熱的蒸散型&表面吸収型であり,Nd:YAGレーザーと半導体レーザーは,熱的蒸散型&深部透過型といえます.

　一方,Er:YAGレーザーには,他のレーザー波長にはないすぐれた特長があります.それは,水への高い吸収性です.Er:YAGレーザーは,水を含んだ生体組織に対して高い蒸散能力を発揮します.しかも蒸散反応が,照射部の表層のみに限定されて行われることから,他のレーザーよりは周辺組織や組織深部への影響が少なくなります.

　さらに,Er:YAGレーザーのすぐれた特長として,殺菌力に関する研究も発表されています.周知のとおり,歯科治療は感染症との闘いであり,その殺菌力を利用した歯周病への応用,または軟組織への応用などにより,歯科臨床応用の幅を広げることにつながります.

2. 歯科医療におけるレーザー治療の適用範囲を広げた,Er:YAGレーザーの特質

　多くのレーザー波長のなかで,Er:YAGレーザーがもっとも歯科医療にふさわしいといわれる理由は,前述の「水を含んだ生体組織に特異的に反応する性質」にあります.Er:YAGレーザーによる硬組織切削の原理は,ハイドロキシアパタイト間のハイドレーションセルがEr:YAGレーザーによって気化し,アパタイト間の結合を破壊するためと考えられています.周辺組織への影響はほとんどありません.

　また,「蒸散反応が生体の表層に限定されて行われる」ため,透過光による組織深部への影響が少ないのも,Er:YAGレーザーならではの特質です.エナメル質のクラックが起こりにくいうえ,熱の発生を最小限に抑えられるため,痛みの少ない治療が可能といわれています.さらに,症例によりタービンを使わなくて済むことから,不快な音や振動の恐怖感から患者さんを解放できます.

　最近では,とくにEr:YAGレーザーを歯周治療へ応用される先生方が増えている傾向があります.また,Er:YAGレーザーによる縁下歯石除去も可能

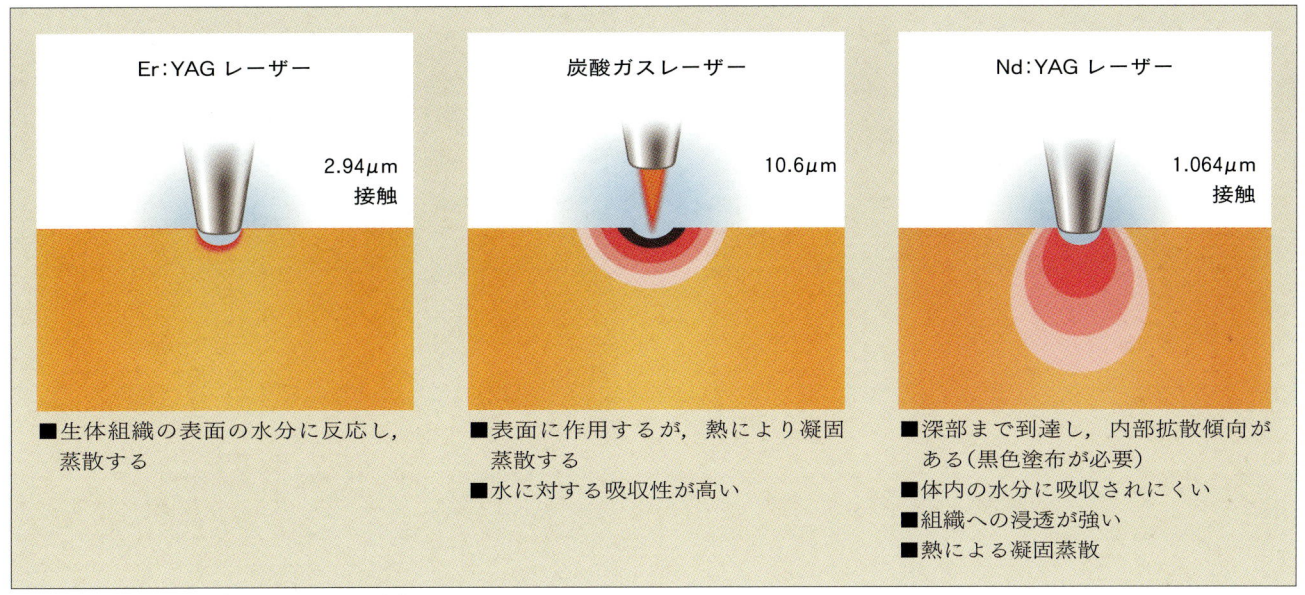

Er:YAGレーザー	炭酸ガスレーザー	Nd:YAGレーザー
2.94μm 接触	10.6μm	1.064μm 接触
■生体組織の表面の水分に反応し，蒸散する	■表面に作用するが，熱により凝固蒸散する ■水に対する吸収性が高い	■深部まで到達し，内部拡散傾向がある（黒色塗布が必要） ■体内の水分に吸収されにくい ■組織への浸透が強い ■熱による凝固蒸散

Er:YAGレーザーは体の表面にのみ反応します．

であり，セメント質についているエンドトキシン（内毒素）を不活性化させるとの発表もあります．さらに，各大学での学術的な症例発表も数多く行われており，その効果に注目が集まっているだけでなく，インプラントの二次オペやメインテナンス時に利用可能なレーザーとしても，大きな期待が寄せられているようです．

モリタのEr:YAGレーザー装置「アーウィン アドベール」は，Er:YAGレーザーがもつそれらのすぐれた特長を活かした一機種に位置づけられます．

3. 各メーカーのカタログ表示で見極めたい，薬事承認による効能・効果表示

モリタのEr:YAGレーザー装置「アーウィン アドベール」は，以下の使用目的と効能・効果が正式に承認されています．

①硬組織疾患

　効能・効果／蒸散

　処置名／う蝕除去，くさび状欠損の表層除去

②歯周疾患

　効能・効果／切開・蒸散

　処置名／歯周ポケットへの照射，歯石除去，ポケット掻爬，歯内整形，フラップ手術

③軟組織疾患

　効能・効果／切開・止血・凝固・蒸散

　処置名／小帯切除，歯肉切開・切除，口内炎の凝固層形成，色素沈着除去

薬事法により，歯科メーカーが自社の製品カタログ上に記載する効能・効果は，その製品が薬事取得した項目しか記載することができないことが定められています．つまりユーザー側にすれば，各社の製品カタログ表示をみれば薬事承認された項目がわかるので，一目瞭然．製品購入の際に，貴重な比較検討材料になるといえます．

薬事承認された広範囲にわたる用途と，その効能・効果は，これからの歯科医療におけるレーザー治療，とりわけEr:YAGレーザーの，さらなる可能性の広がりを示しています．院内でレーザーを上手に使用することにより，患者さんから選ばれる理想の歯科医院づくりが可能となるかもしれません．

今後，レーザー治療は間違いなく普及することが予測されますが，その波長およびその波長がもつ特長を十分理解したうえでの使用が求められることはいうまでもありません．

4. 治療対応領域の広さと高機能を誇る，Er:YAGレーザー装置「アーウィン アドベール」

Er:YAGレーザー装置「アーウィン アドベール」

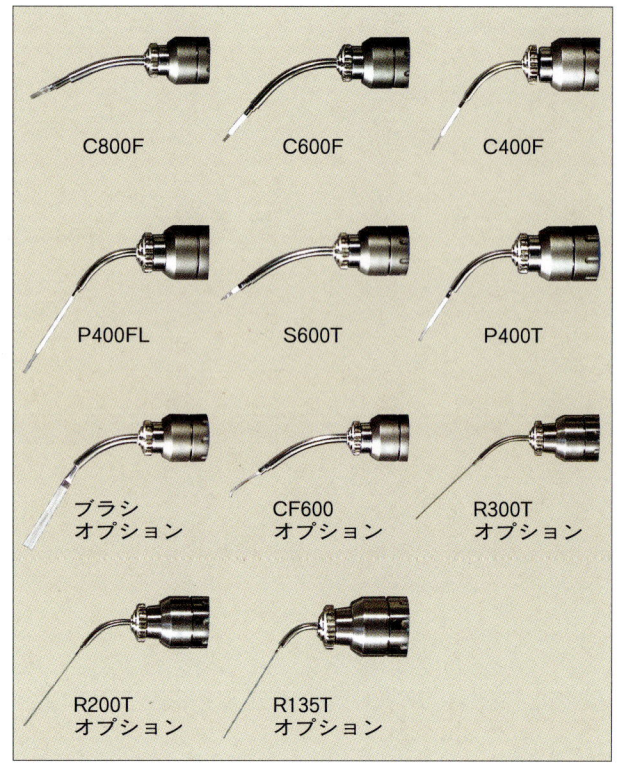

11種類もある多彩なコンタクトチップにより，軟組織から硬組織まで治療の対応が広くなりました．

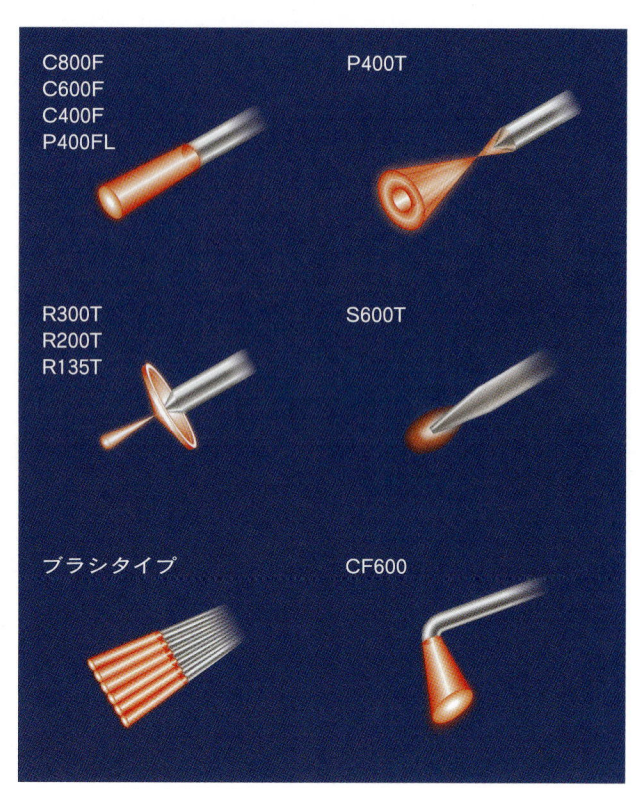

レーザー照射方向の模式図．

には，Er:YAGレーザーがもたらす歯科治療の可能性をさらに広げる，独自の機能が備わっています．

その1つが，11種類ものコンタクトチップの装備です．チップの多彩なラインナップにより，軟組織から硬組織まで幅広い治療の対応が可能となりました．しかも，硬組織疾患，歯周疾患，軟組織疾患の幅広い臨床ケースに対する使用目的，効果・効能は薬事承認されています（薬事承認による効能・効果表示を参照）．

その他にも，コンパクトなボディにさまざまな高機能を搭載した「アーウィン アドベール」は，スムーズな操作性で，より効果的な治療を実現します．

1）フレキシブルでいてすぐれた耐久性

レーザー光，ガイド光，エアを同軸上に内蔵した特殊中空ファイバーは，細くフレキシブル．しかもすぐれた耐久性を実現．

2）5つのモードメモリーで治療効率アップ

モードメモリーが5つの照射パターンを記憶．患者さんを待たせることなく，迅速でスムーズな治療開始が可能．

3）スタートが容易なイージーセッティング

コンプレッサーやウォーターパックを内蔵したオールインワンタイプ．電源をコンセントに差し込むだけですぐに使用可能．

4）使いやすいスマート＆コンパクトボディ

あらゆる治療空間にベストマッチするコンパクトなスタイリング．従来のように水やエアの太いチューブを引き回す必要がなく便利．

5）高パルスタイプで効果的なレーザー治療

高パルス（20，25pps）タイプのラインナップにより，パルス・出力エネルギー・チップ・注水の組み合わせで，効果的なレーザー治療を実現．

Erwin Adverl(Er:YAG レーザー)の特徴と臨床応用

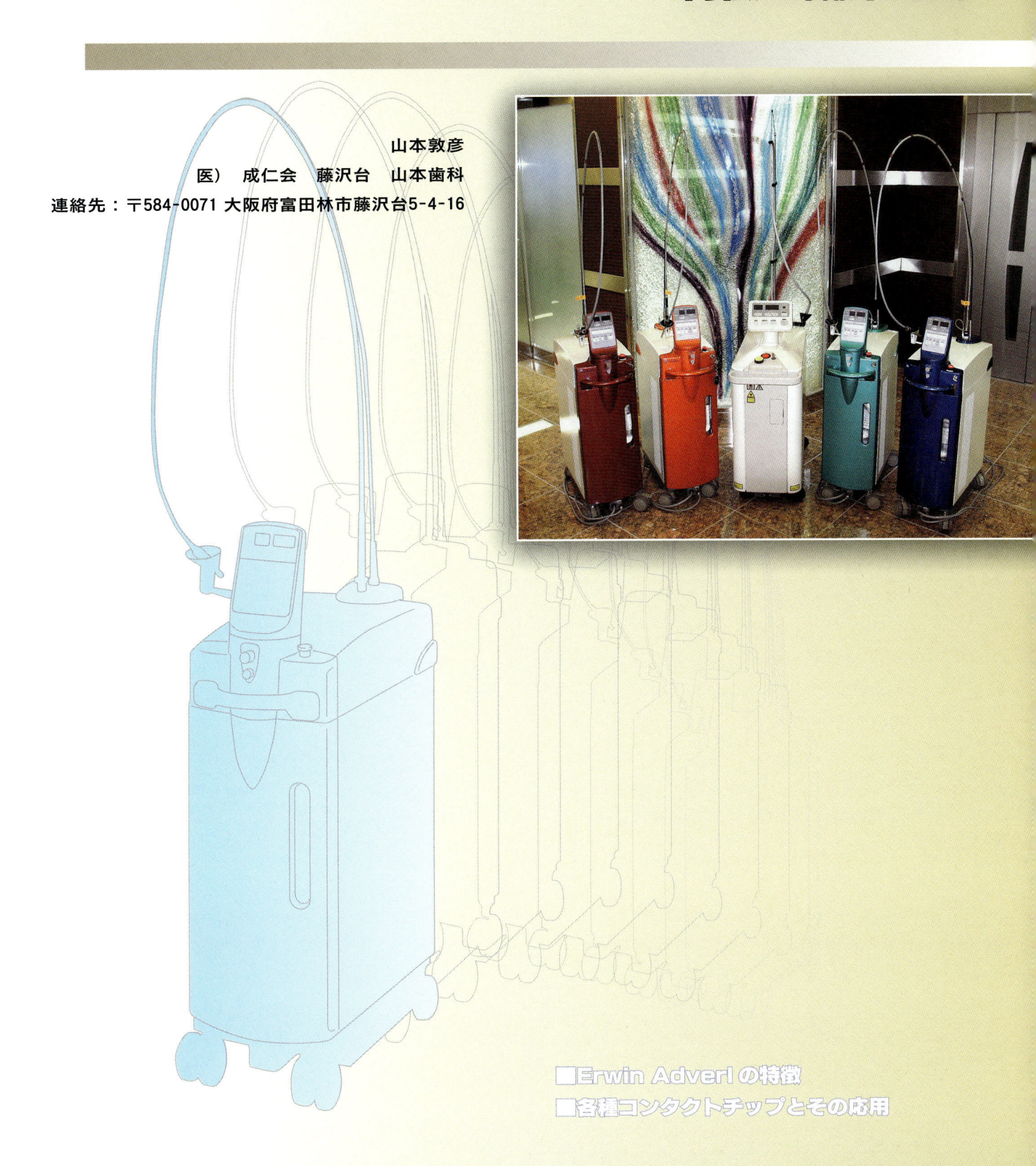

山本敦彦
医）成仁会　藤沢台　山本歯科
連絡先：〒584-0071 大阪府富田林市藤沢台5-4-16

■Erwin Adverl の特徴
■各種コンタクトチップとその応用

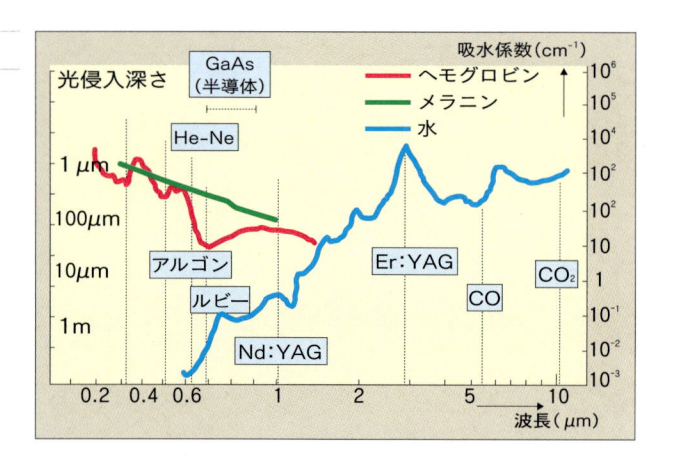

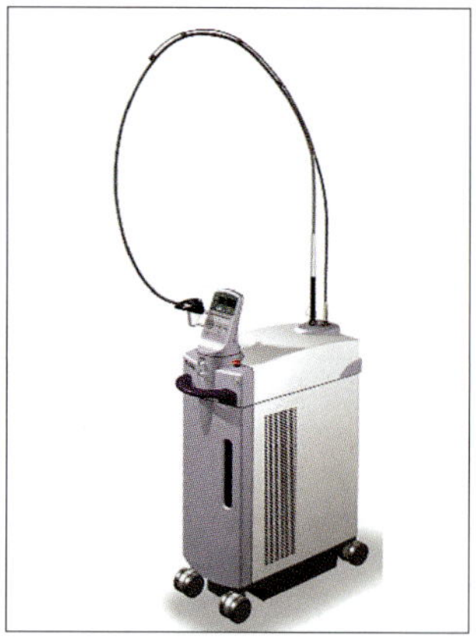

図1 Er:YAGレーザーの吸収特性.
図2 Erwin Adverl.

はじめに

近年レーザーの歯科治療への応用が活発に行われるようになってきた．それ自体は非常に喜ばしいことであるが，その反面，波長特性などを無視した応用が横行しつつあるのも事実で，ある面では注意すべき状況になっているのも事実であり，使用する側の歯科医師において正しいレーザーの基礎知識を普及させる必要性が急務である．

今回，数あるレーザー波長のなかで，水に特異的に反応し，そのことによって硬組織，軟組織に幅広く応用することができるEr:YAGレーザーの臨床応用について説明するが，Er:YAGレーザーを用いたレーザー治療器も現在日本において発売されているものも数種あり，本稿では11種類もの応用チップを供えた㈱モリタ製作所製「Erwin Adverl」について記述する．

1．Erwin Adverlの特徴

まず，図1に示すように，Er:YAGレーザー（エルビウム・ヤグレーザー）はその波長特性として水（OH基）に特異的に吸収され，その吸収係数は炭酸ガスレーザー（CO_2レーザー）の10倍，Nd:YAGレーザー（エヌディ・ヤグレーザー）の10,000倍吸収される．この特異的な水吸収特性によって水分子を瞬時に蒸散させ，その膨張歪みによって作業を行い，注水下における使用において現在販売されている他のレーザーには難しい弱熱的蒸散を行える数少ないレーザーの内の1つである．この稿では「Erwin Adverl」（図2）の特徴について説明する．

まず，「Erwin Adverl」は出力30〜350mJ，繰り返しパルス数1〜25ppsで，伝達ロス，経年的劣化の少ないフレキシブル導光ファイバーを採用し，エアコンプレッサーおよび内部注水機構を備えた従来比60％を達成した小型軽量ボディーの最新式Er:YAGレーザー照射機器である．先端チップには治療用途別に開発された11種類のチップ（図3）を備え，チップの特性を理解して使用すれば，非熟練者でも容易に多種の治療に応用可能な器械になっている．

そこで，各種先端チップの特性と使用用途について説明する．まず，チップは先端形状によって大きく3種類に分けられる．最初に，先端形状がフラット（平ら）なものはF系チップ（フラットチップ）と名付けられ，先端から照射されるレーザーのビームパターンは図4に示すように前方のみに少し広がるように出射される．これにはC400F，C600F，C800F，P400FLがある．ついで，先端形状が広角に尖った形に整形されたものはT100系チップ（テーパードチップ）と名付けられ，先端から照射されるレーザーのビームパターンは図5に示すように先端0.5mmのところで一度焦点を結び，その後ラッパ状に広がるように出射され，これにはP400Tがある．さらに，先端形状が狭角に尖った形に整形されたものはT84系チップと名付けられ，先端から照射される

[チップ]

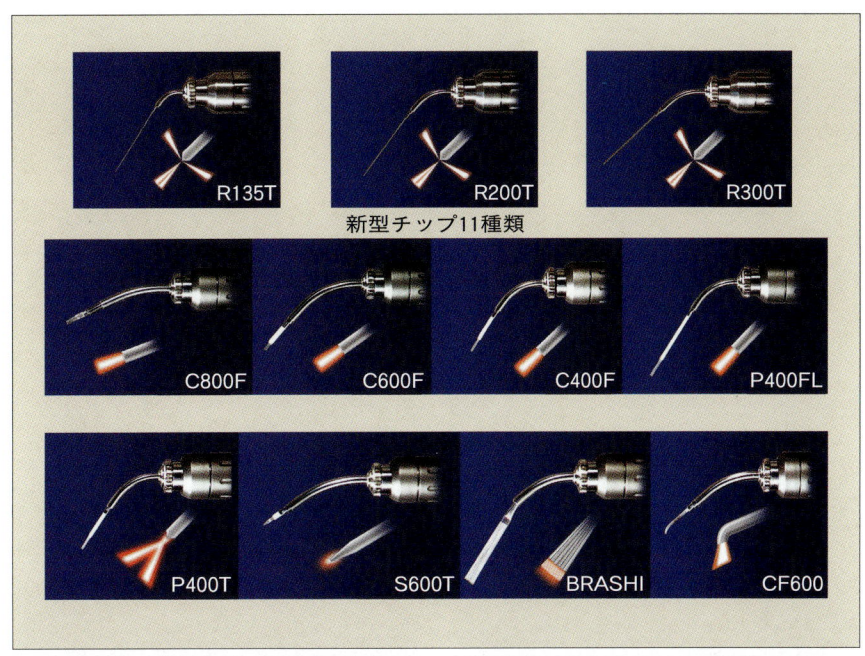

図3 新型チップ.

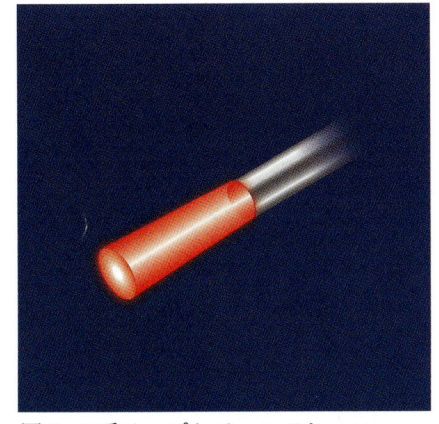

図4 F系チップとビームパターン.

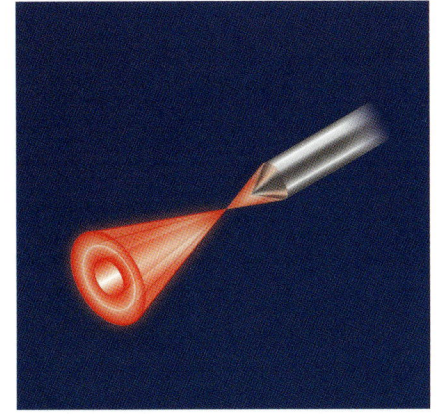

図5 T100系チップとビームパターン.

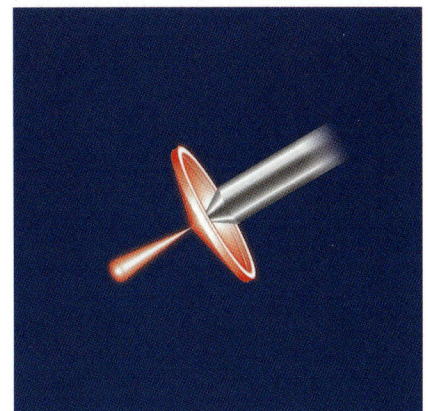

図6 T84系チップとビームパターン.

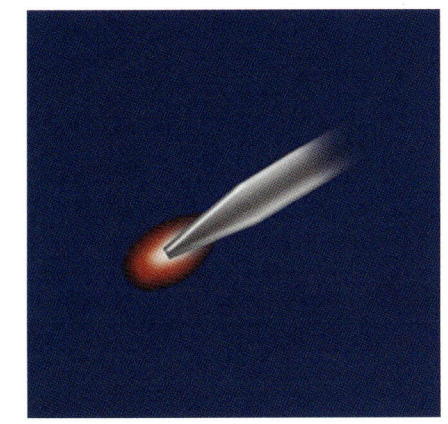

図7 S600Tチップとビームパターン.

図8 CF600チップとビームパターン.

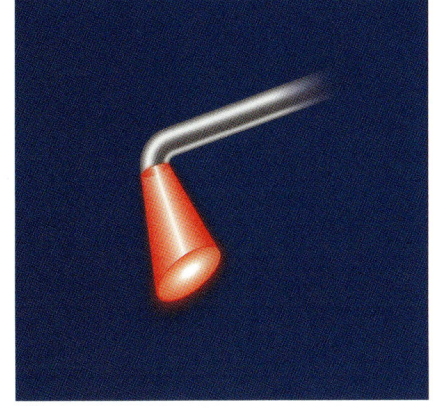

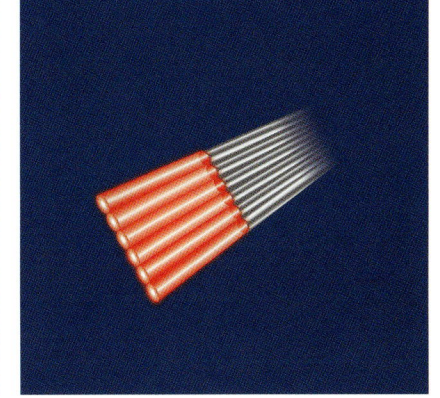

図9 BURASHIチップとビームパターン.

レーザーのビームパターンは図6に示すように前方に20％，側方360°に対して残りの80％を出射されるもので，これにはR135T，R200T，R300Tがある．

その他として，Er:YAGレーザーの特徴の1つである止血能力のなさを補うために，熱効果をもたせて先端を先尖状に整形したような形態に開発された

[Fチップ]

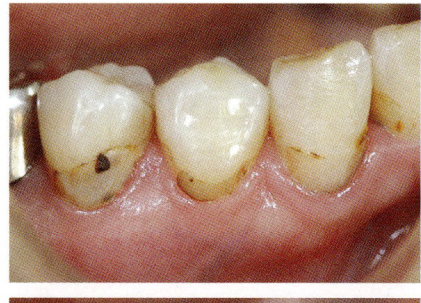

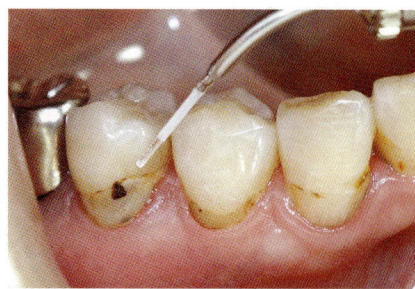

図10 硬組織症例術前.
図11 硬組織症例術中.
図12 硬組織症例術直後.
図13 硬組織症例術後.

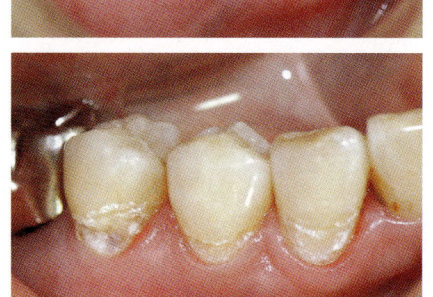

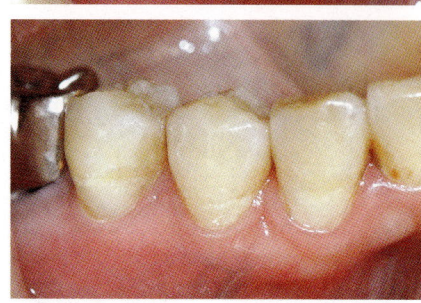

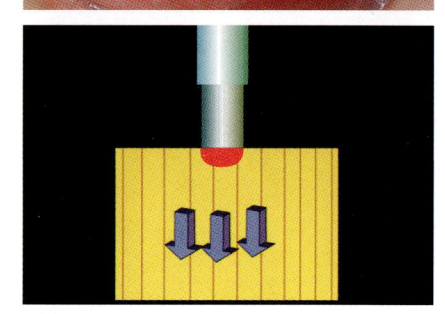

図14 コンタクト照射においてチップにより蒸散面が蓋をされているため，蒸散時の爆発エネルギーが象牙細管を通じて歯髄方向へ多く伝わる．

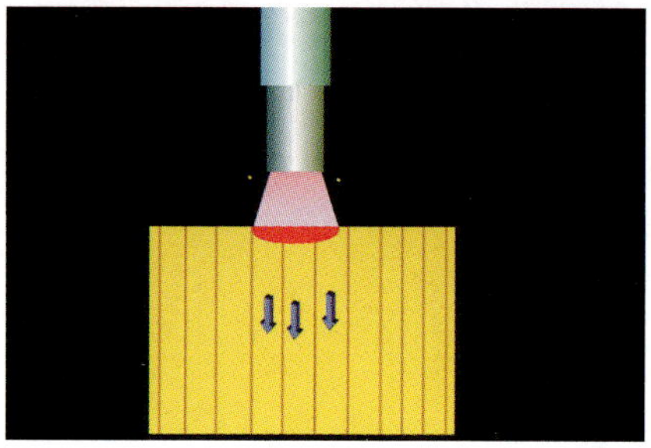

図15 デフォーカス照射にすることによって爆発エネルギーの逃げ道ができ，爆発エネルギーが逃げて象牙細管を通じて歯髄方向への伝わりが減少する．

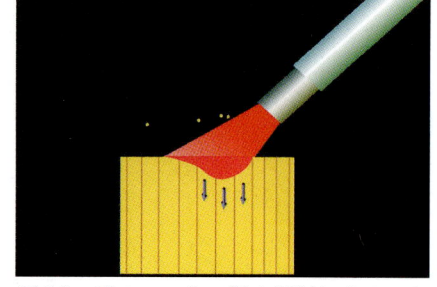

図16 デフォーカス斜め照射にすることによって，爆発エネルギーの象牙細管を通じての歯髄方向への伝わりがさらに減少する．

S600T(図7)や臼歯部遠心などの届きにくい部位への照射を可能としたCF600(図8)，さらに知覚過敏症処置などの表面の限局したアブレーションを目的とした細経ファイバーを束ねた形をしたBURASHI(図9)などがある．

2．各種コンタクトチップとその応用

1）F系チップ(先端がフラットなもの)：C400F，C600F，C800F使用症例

図10～13は，F系チップによる硬組織蒸散の症例の術前，術中，術後を示す．硬組織蒸散におけるコツは，エナメル質に対してはむやみに繰り返しパルス数を上げるのではなく，250～350mJ，10pps

のハイパワーで蒸散したほうが蒸散効率は上がる．

そして，象牙質に関しては，2通りの蒸散方法がある．まず1つ目は，エナメル質同様ハイパワー（象牙質の場合150～200mJ）の10ppsで蒸散する方法で，痛みのコントロールという点においては，ハイパワーデフォーカス斜め照射法(図14～16)という方法を用いることによって，象牙細管を通じて歯髄に伝わる蒸散時のマイクロエクスプロージョンといわれる爆発エネルギーを容易にコントロールすることができる．つぎに2つ目の象牙質蒸散法として，ミドルパワー(50～75mJ)，20ppsで蒸散する方法もある．この特徴は，ハイパワー時に比べてなめらかな蒸散面を得られ，蒸散効率はこの方法のほうが上がるが，熱の蓄積によると考えられる痛みの発生があるので，

[T100系チップ]

図17 メタルタトゥ術前.
図18 上皮を一層残してメタルタトゥ層のみ蒸散すれば，治癒後の上皮陥没を防ぐことができる．

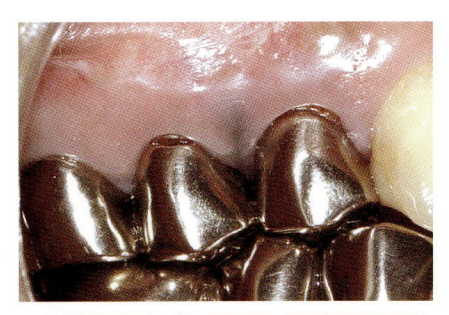

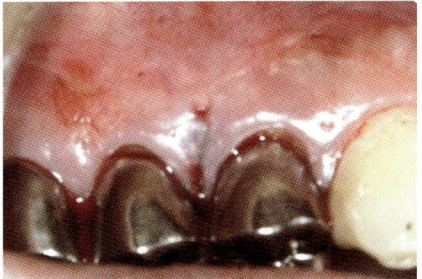

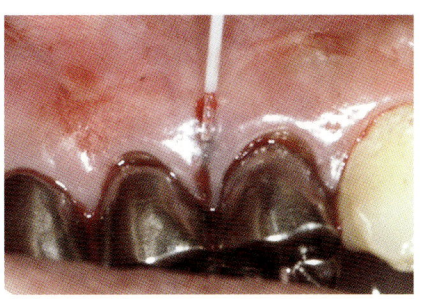

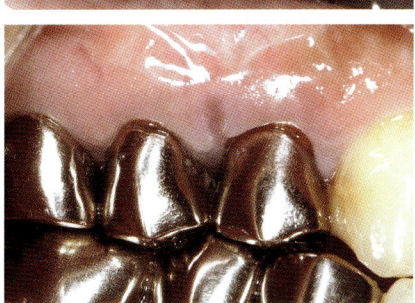

図19 術直後（トンネリング法により上皮が一層残されている）．
図20 術後1週．

この場合も先に記述したハイパワーデフォーカス斜め照射法を照射する方向を象牙細管に対してできるだけ角度を浅くする必要がある．

2）T100系チップ（先端が広角に整形されているもの）使用症例

図17〜20 は，T100系チップであるP400Tを用いた軟組織の蒸散（切開）機能を用いたメタルタトゥ除去症例である．このチップの特徴は，チップ先端から0.5mmでいったんクロスして焦点を結んだ後，あたかもラッパを前方よりみたような形にレーザー光が広がることである．このチップの応用法としては，焦点部を利用して細く切開（蒸散），拡散部を用いて広く蒸散が可能な点である．

3）T84系チップ（先端が狭角に整形されているもの）使用症例

図21〜26 はT84系チップを用いた症例である．このチップの特徴は，*図6* に示すように照射エネルギーを側方照射することができる点と，135μm，200μm，300μmと極細かつフレキシブルなチップ（R135T=♯20，R200T=♯30，R300T=♯40）を用いて根管治療に応用できることである．根管治療へ応用する場合のコツとしては，まず通法により作業長を求め，根管拡大を行った後，作業長−1mmの作業長でチップを挿入し（挿入時はレーザー照射しない），推奨パワーとしては30mJ，非注水下で，10ppsもしくは20ppsで，10ppsの場合は1秒あたり1mm，20ppsの場合は1秒あたり2mmの引き上げスピードで照射することである．

4）S600T使用症例

図27〜33 は，S600Tを用いた症例である．このチップの特徴は，*図7* に示すようにテーパー状に形成されて束ねられた極細チップのそれぞれから照射されるレーザーにより，Er:YAGレーザーの特徴である止血能力がないという欠点を補い，ある程度の止血機能をもたせつつ蒸散（切開）できるということである．このチップの場合，20pps，25ppsという高パルス照射を行うことによって，あたかも手用メスに近い感覚で繊細かつスピーディに切開できるのが他のレーザーでは経験できない特徴である．

図34〜38 は同じくS600Tを用いた症例であるが，この場合は注水をせず，熱を積極的に利用することによって滅菌効果を増強させた症例である．さらに，*図39〜42* はS600Tによるインプラントに対する応

[F84系チップ]

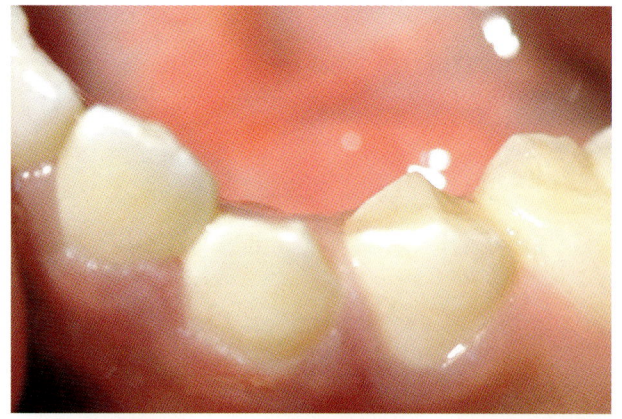

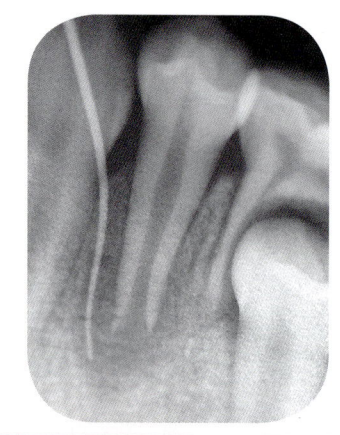

図21 図22

図21 根管治療症例術前（中心結節破折による感染）．
図22 術前エックス線写真（排膿部よりガッターパーチャポイント挿入後）．

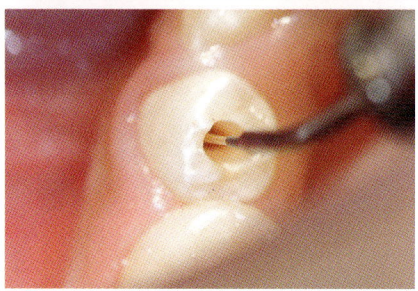

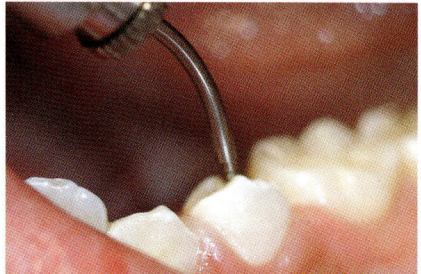

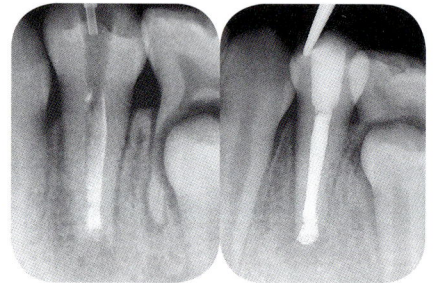

図23 術中．
図24 術中．
図25（左） 術中エックス線写真（Rチップ挿入時）．
図26（右） 術後エックス線写真（根管充填後）．

[S600T ①]

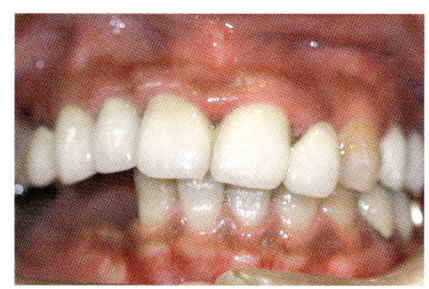

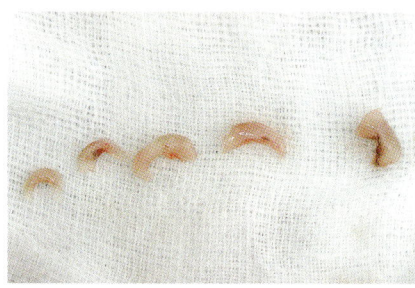

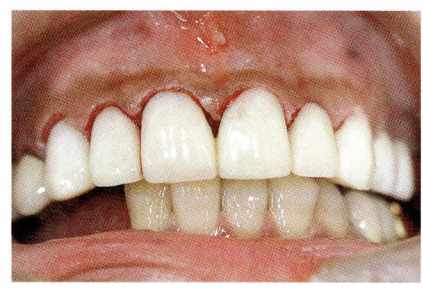

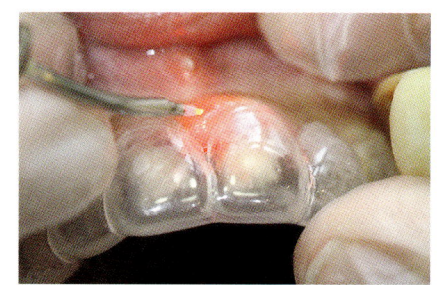

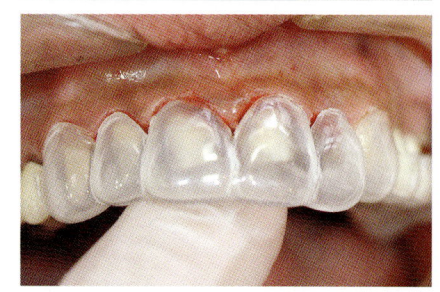

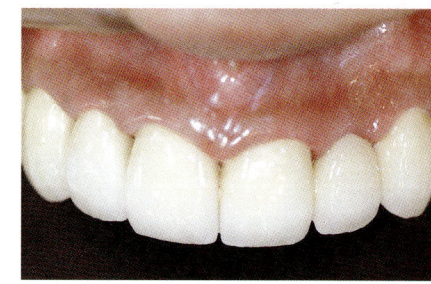

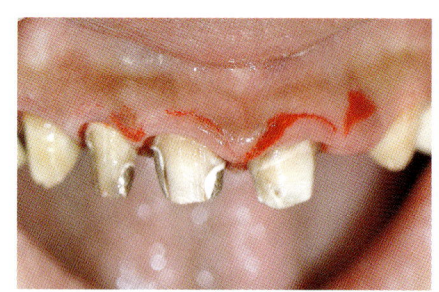

図27	図28	図29
図30	図31	
図32	図33	

図27 術前（主訴：ガミーフェイスの改善と咬合平面の改善）．
図28 術中（ステントを製作して切除ラインを確認する）．
図29 術直後（高パルス蒸散によりスムーズな連続蒸散ができる）．
図30 切除片（他のレーザーではこのようにメスで切除したようにスムーズに蒸散は不可能である）．
図31 術直後（ステント再試適）．
図32 術直後（プロビジョナルレストレーション試適時）．
図33 術後（最終補綴物セット時）．

[S600T ②]

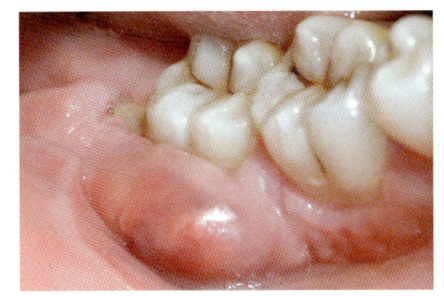

図34 術前(智歯周囲炎).
図35 術中(30mJ, 20pps, 非注水にてポケット内照射と膿瘍切開を行う). 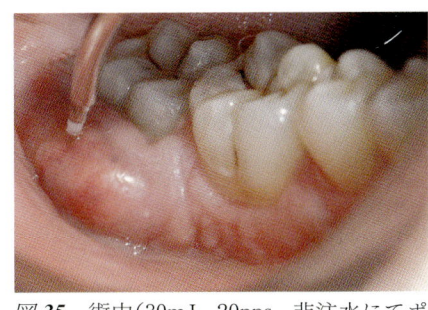
図36 術直後(蒸散部より排膿がみられる). 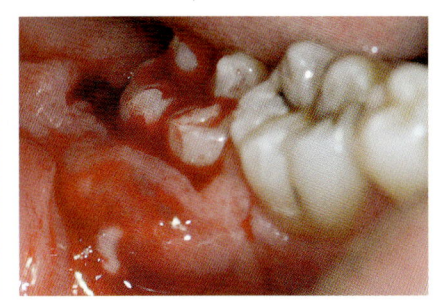
図37 術後2日.
図38 術後5日.

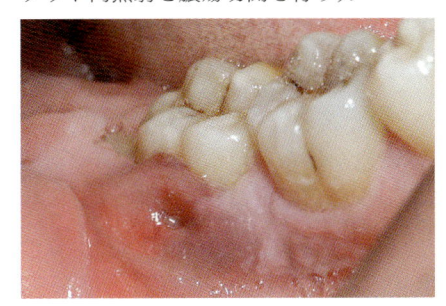

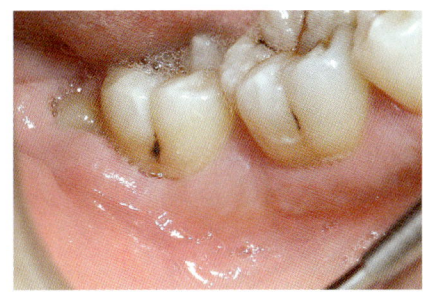

[S600T ③]

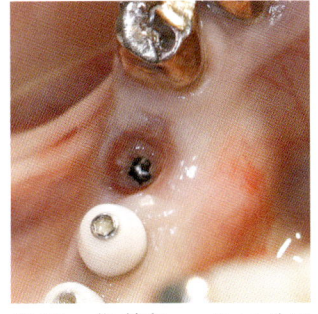

図39 術前(ヒーリングアバットメントの緩みにより上皮が迷入している).
図40 術中(インプラントへの応用には注水が必須で,できるだけインプラント体に触れないようにする). 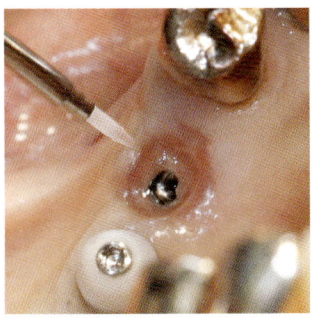
図41 術直後. 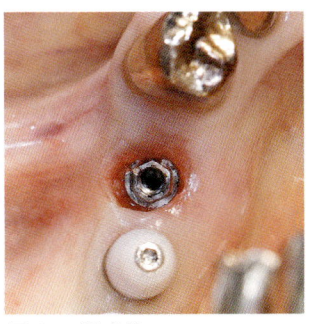
図42 術後. 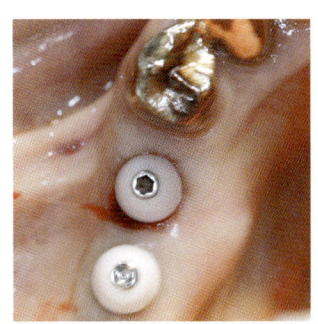

用である.Er:YAGレーザーのインプラントへの応用に対する絶対条件は,パワーとしては30〜100mJ,10〜20ppsで行い,注水を行うことである(Er:YAGレーザーはチタンに対して吸収特性があるので非注水下では温度上昇が起こるため).

5) BURASHIチップ使用症例

図43〜45は,BURASHIチップを用いた症例である.このチップの特徴は,20本の135μmの極細チップからでるレーザー光を用いることによって広い面を一度に浅く蒸散できる点で,その応用は知覚過敏症の象牙質面の蒸散凝固や口内炎の滅菌凝固などに30〜50mJ,10〜25pps,非注水下にて患部の上をニアーコンタクト(限りなく接触に近い状態)でなぞるのがコツである.

6) CF600使用症例

図46〜50は,CF600による遠心隣接面う蝕の蒸散である.このチップの特徴は,従来のチップでは照射しにくかった面に対して,約90°にカーブさせた600μmチップによって容易に到達,照射できる点である.

[BURASHIチップ]

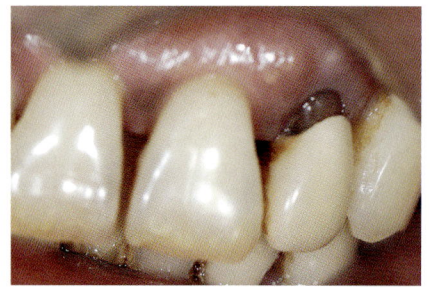

図43　術前.

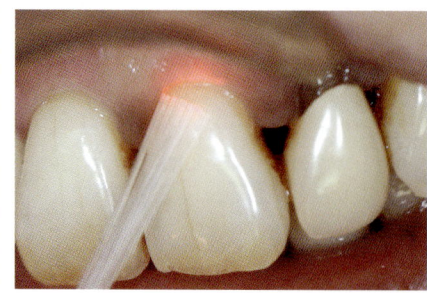

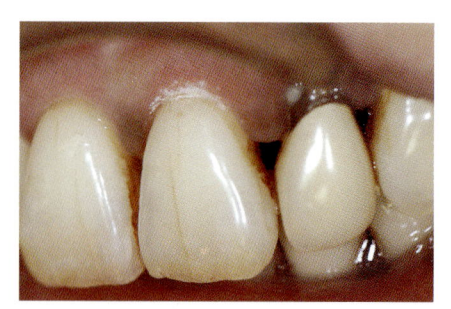

図44　術中（30～50mJ, 20ppsにてニアーコンタクトで約5秒照射する）.

図45　術直後（写真のように照射面は白変する）.

[CF600]

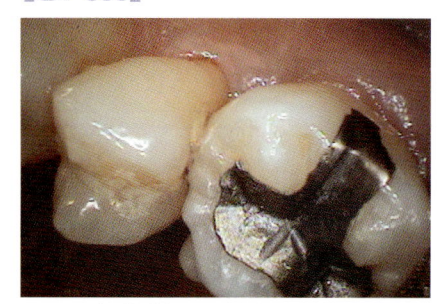

図46　術前（第二小臼歯遠心隣接面にう蝕が存在する）.

図47　術中（100～200mJ, 10～20pps, 注水）.

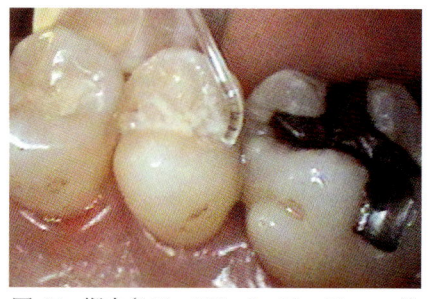

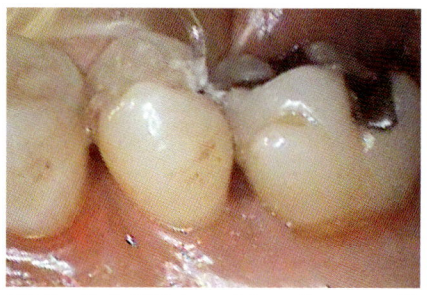

図48　術中（90°カーブチップによって遠心面へ容易に照射可能である）.

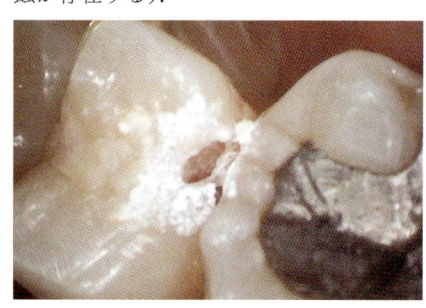

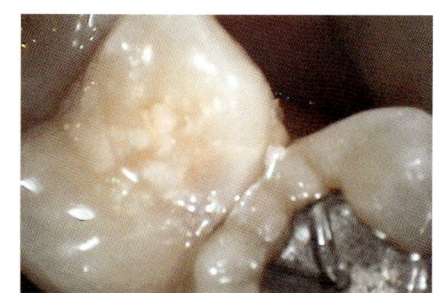

図49　術直後.

図50　術後（通法どおりに充填を行う）.

おわりに

　レーザー治療を行うことにおいてもっとも大切なことは何か？　それは決して特殊な症例に用いることではなく，従来から行ってきた治療とエビデンスに基づいた治療方法をリンクさせることによって，治療期間の短縮をはかったり，従来の治療法ではなかなか治癒しなかったものを容易するために応用することである．そのためには，各種レーザーの基礎知識を術者が熟知し，その知識に基づいて有効な部分のみを用いることが重要であると筆者は思っており，レーザー治療がさら正しい方向に発展してくれくことを切望する．

日常臨床の
さまざまなシーンで
活用できる

オペレーザーPRO

炭酸ガスレーザー

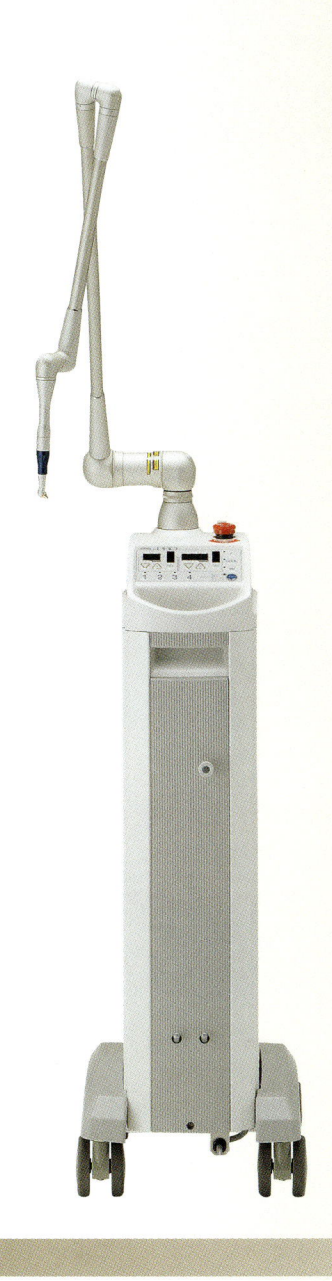

株式会社ヨシダ
〒110-8507 東京都台東区上野7-6-9
Tel.03-3845-2941(診療機器部直通)
Fax.03-3845-2948

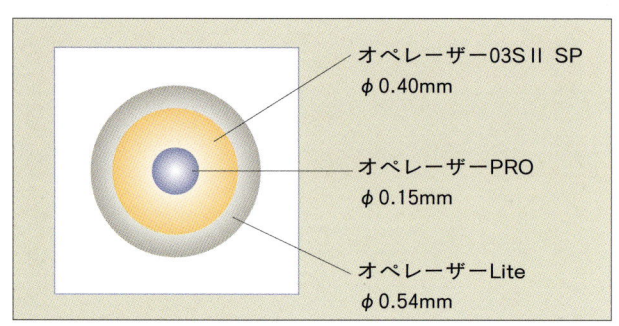

図1　焦点スポットの比較.

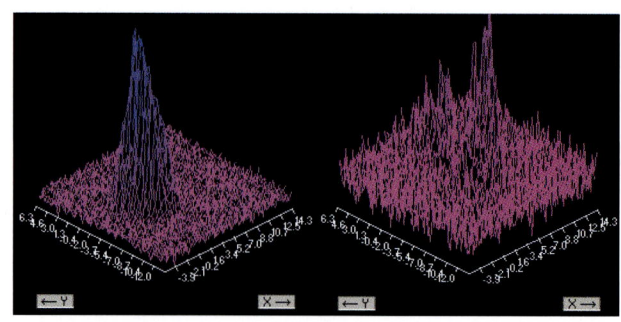

図2a, b　a（左）：オペレーザーPROのエネルギー密度グラフ．b（右）：他種のファイバータイプレーザーのエネルギー密度グラフ．

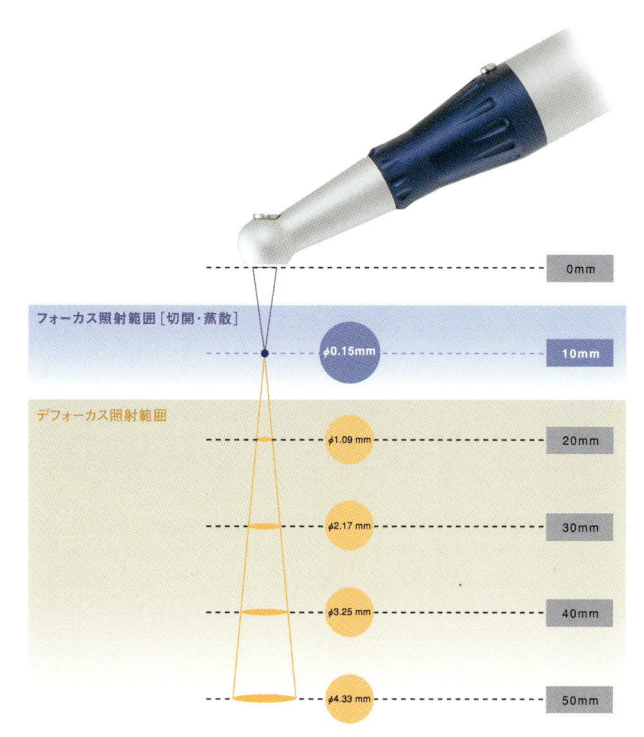

図3　照射範囲.

1．オペレーザーPROの概要

ヨシダでは，約10年前より炭酸ガスレーザーの販売を本格的に開始し，すでに6,500軒を超える「オペレーザー」ユーザーが存在します．それらユーザーから寄せられた意見や要望をもとにして開発されたオペレーザーPROは，機能的な向上だけでなく，使用感・操作性に至る細部までを飛躍的に向上させることにより，より多くのユーザーが日常臨床のさまざまなシーンで活用できるように工夫を凝らしています．

2．オペレーザーPROの特長

1）新開発の高性能マニュピレーターが可能にするピュアなレーザー

①焦点スポット φ0.15mm を実現

　炭酸ガスレーザーの特長を最大限に引きだすためには，照射エネルギーのロスが少なく，エネルギー密度の高いレーザーが照射できることが条件です．オペレーザーPROではφ0.15mmの焦点スポット径を実現し（図1），今まででは味わえなかったシャープな切開・蒸散を可能にしています．そのことにより，さまざまな処置でユーザーの思い描く緻密でハイクオリティな治療を可能にしています．

　また，焦点径を0.15mmにしたことにより，周りの組織に対する熱凝固などの影響を最小限にすることができ，低侵襲治療（MI：Minimal Intervention）を可能にしています（図2a, b）．

②徹底的に操作性を追及したマニピュレーター

　オペレーザーPROには，従来の重りによるバランス機構ではなく，新開発のマルチハンドリングシステムを搭載し，驚くほど軽快な操作感を実現しています．処置の合間にいったん照射を休止し，ハンドピースを離してもその場にとどまるので，ユーザーは視野を口腔内に集中でき，効率的で疲れない治療が可能です（図3）．

　また，アームの長さにも着目し，オペレーザーPRO本体をどのポジションに設置しても，スムー

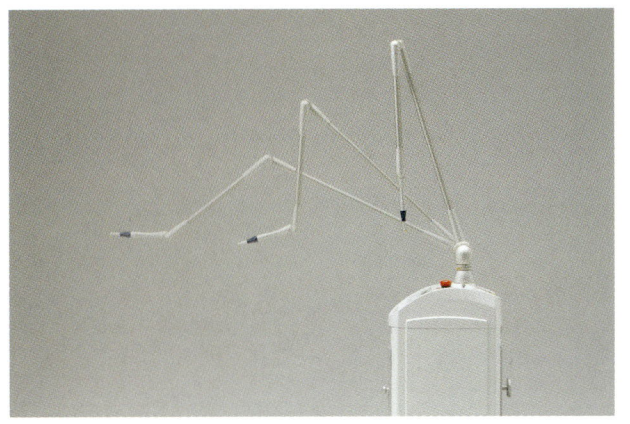

図4　マニピュレーターのスムーズかつ繊細な動作を実現.

図5　グリーンのガイド光.

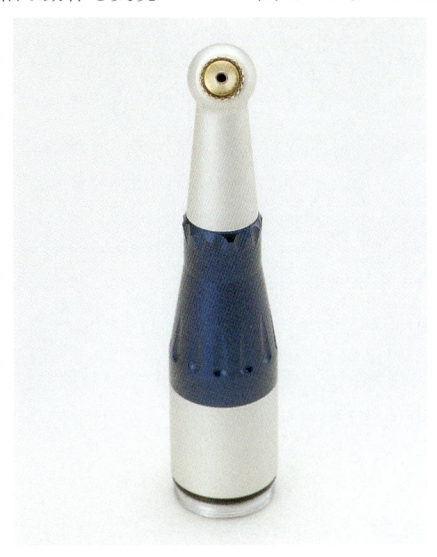

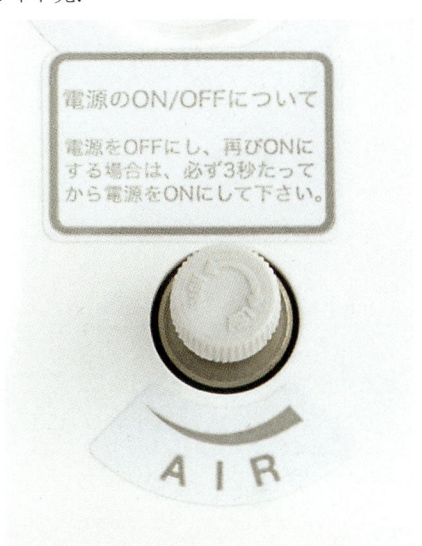

図6a, b　クーリングエア機構.

ズに処置できるように工夫されています(図4).

2）口腔内でハッキリわかるグリーンのガイド光

　緻密でクオリティの高い処置を行うには，ガイド光が必須です．しかし，無影灯で照らされた口腔内において，赤いガイド光は健全歯肉と炎症歯肉の判別を難しくするばかりか，出血をともなう処置では非常にわかりづらいものでした．オペレーザーPROでは，ユーザーの意見をもとに口腔内で視認性の高いグリーン光を採用することで，照射部位がはっきりわかり，術者の眼精疲労も軽減します．さらに，ガイド光の明るさはコントロールパネルで自在に調節できます．

　グリーンのガイド光は，ユーザーからの意見をもとにしたオペレーザーならではの機能です(図5).

3）効果的な冷却で痛みを抑えるクーリングエア

　ユーザーからの要望により搭載したクーリングエアシステムは，ハンドピース先端からエアが噴射し，照射部位を確実に冷却することが可能です．これにより，組織に与える熱影響を最小限に抑えられます．無麻酔下の処置では，オペレーザー独自の技術が患者さんにやさしいレーザー処置を提供できます(図6a, b).

4）軽量化＆省スペース設計

　レーザー装置によっては，本体が重く大型な物もあり，各ユニットチェアで使いたいときにすぐ使えないという声も多く，オペレーザーPROはそのような意見にこたえるため，診療室内でのフットワークにも着目しています．

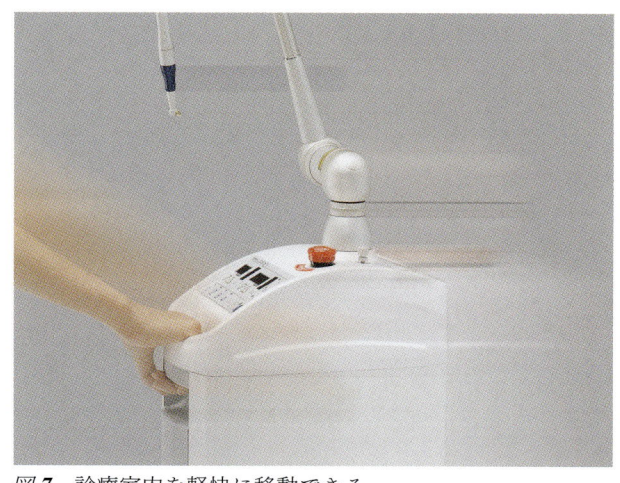

図7 診療室内を軽快に移動できる．

マニピュレーターには軽量で耐久性の高いカーボンロッドを使用し，本体も従来品と比較して約40％軽量化するとともに，床面積も大幅にスリム化しています．

現在の診療室では，小診療機器をモービルキャビネットで移動させることが多いですが，オペレーザーPROなら診療室内での置き場所を選ばず，移動も軽快で，レーザーを準備する女性のスタッフにも好評です(図7)．

オペレーザーPRO 標準仕様

項目	内容
レーザー光の種類	炭酸ガスレーザー（クラス4レーザー）
発振波長	10.6μm
時間定格	周囲温度40℃時，最大出力7Wにて6分間（常温25℃時：20分間）
定格電圧	AC100V ±10％，50/60Hz
電源入力	195VA
外部寸法（コンソール部）	床面積 370mm×294mm 高さ 825mm
重量	25kg

●標準セット内容
・本体（フットスイッチ付き）
・マニピュレーター
・ハンドピース（フォーカスヘッド60・青色）1本
・チップヘッド60（緑色）1本
・テーパーチップA，テーパーチップB，ニードルチップ#10L，ニードルチップ#10S 各1本
・レーザー保護メガネ3個
・ミラークリーナーチップ10本
・チップクリーニングワイヤ
・ベストクリーン（200mL）
●標準価格：4,480,000円（消費税別）
　医療用具承認番号：21600BZZ00246
●販売元：株式会社ヨシダ
　〒110-8507 東京都台東区上野7-6-9
　Tel.03-3845-2941（診療機器部）
●製造販売元：株式会社吉田製作所
　〒130-8516 東京都江東区江東橋1-3-6

≪オペレーザーユーザー・ご導入をお考えの先生方へ≫

ヨシダでは，オペレーザーユーザーの先生方に満足してご使用いただくため，これから導入をお考えの先生方向けに，オペレーザーの照射方法，臨床応用をご紹介する臨床発表会を各地で開催しています．

なお，臨床発表会の日程，開催場所等のお問い合わせにつきましては，最寄りのヨシダ営業所にてご確認ください．

OPELASER（炭酸ガスレーザー）の適応症とその実際

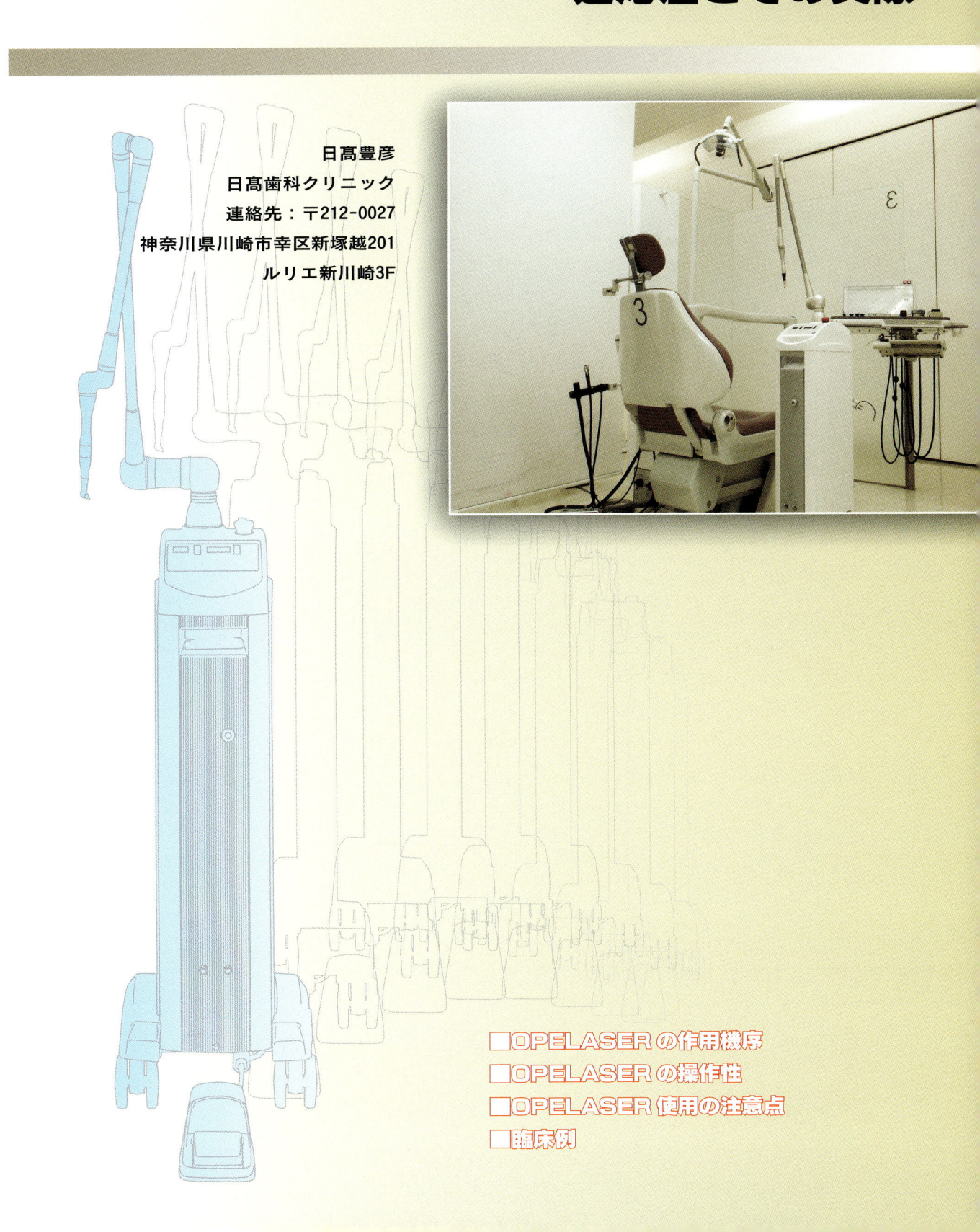

日髙豊彦
日髙歯科クリニック
連絡先：〒212-0027
神奈川県川崎市幸区新塚越201
ルリエ新川崎3F

■OPELASERの作用機序
■OPELASERの操作性
■OPELASER使用の注意点
■臨床例

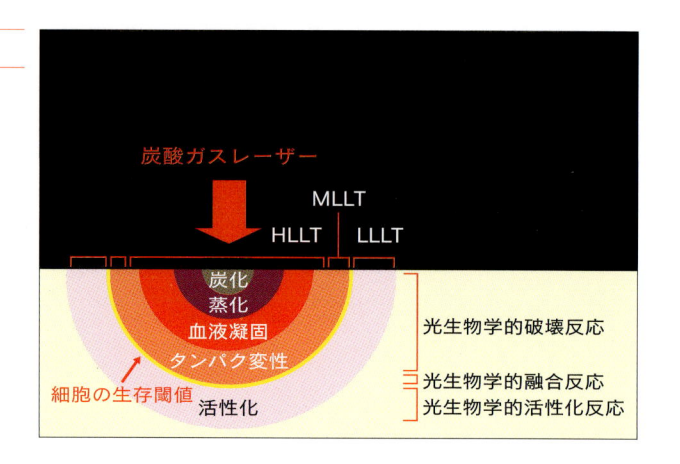

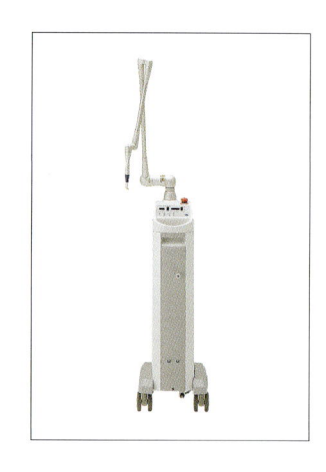

図1 レーザー光が生体の表面に照射されたときに起こる光熱反応の模式図(文献2より改変引用). HLLTによる光生物学的破壊反応およびMLLTによる光生物学的融合反応は不可逆的反応であり，LLLTによる光生物学的活性化反応は可逆的反応である.

図2 炭酸ガスレーザーOPELASER PRO.

はじめに

レーザー(LASER)とは，Light Amplification by Stimulated Emission of Radiation(誘導放出による光の増幅)の頭文字を取って命名された合成語であり，紫外線，可視光線，赤外線までの光の領域(波長0.1μm～1mm)において発振した電磁波をいう．1960年にMaiman[1]がルビーによる最初のレーザー発振に成功して以来，He-Neレーザー，炭酸ガスレーザー，Nd:YAGレーザーなどのさまざまなレーザー発振媒体の開発が行われており，レーザーの分類には，

①レーザー発振媒体による分類
②発振波長による分類
③出力による分類
④生体の組織反応による分類

などがある．

治療に用いられている代表的なレーザーを発振媒体により分類してみると，

①個体レーザー(ルビーレーザー，Nd:YAGレーザー，Ho:YAGレーザー，Er:YAGレーザー)
②気体レーザー(He-Neレーザー，炭酸ガスレーザー，アルゴンレーザー)
③半導体レーザー(Ga-Al-Asレーザー)
④液体レーザー(色素レーザー：dyeレーザー)

などに大別される．

発振波長による分類は，紫外線から可視光線，赤外線領域において発振されるレーザーを領域ごとに総称したものである．

出力により高出力レーザー(high power laser)，低出力レーザー(low power laser)，ソフトレーザー(soft laser)と分類されることもある．

生体の組織反応による分類(*図1*)では，レーザーを照射して熱作用による細胞破壊をともないながら切開，気化・蒸散治療などを行うHLLT(高反応レベルレーザー治療：High-reactive Level Laser Therapy)と，細胞破壊をともなわず非熱的な光化学作用により生体刺激の反応から創傷治癒促進，血流改善，疼痛緩和，神経麻痺などの神経ブロックの治療効果を得ようとするLLLT(低反応レベルレーザー治療：Low-reactive Level Laser Therapy)に分類される．さらに，HLLTとLLLTの中間にMLLT(中反応レベルレーザー治療：Mid-reactive Level Laser Therapy)が位置づけられている．MLLTは熱作用による細胞破壊は完全ではなく，部分的に細胞の生存域が存在しており，レーザーウェルディング(レーザー組織溶着：laser welding)による粘膜および皮膚の閉創や血管，神経吻合術(laser anastomosis)等に利用される[2,3]．

1. OPELASER(*図2*)の作用機序

生体組織に強いレーザー光が照射されると，そのエネルギーは組織に吸収されて熱を発生する．この温度上昇域により生体組織は加熱，タンパク変性，凝固，炭化，気化・蒸散される．この際，レーザー

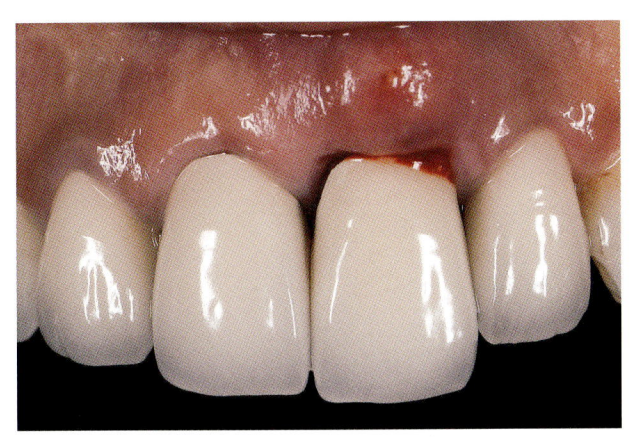

図3　上顎左側中切歯の腫脹を主訴に来院.

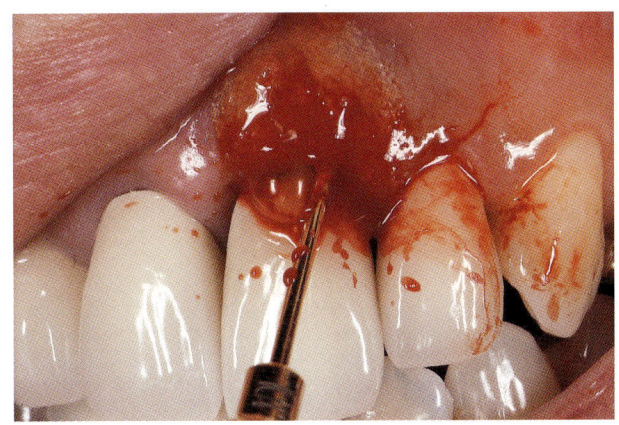

図4　無麻酔下にて，表層をプリセットキーSW2にてレーザー照射（HLLT）後，チップヘッド60に交換してプリセットキーSW4（MLLT）にてポケット内を照射.

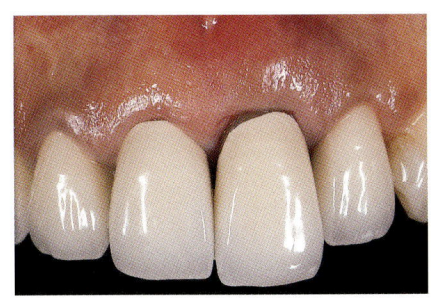

図5　レーザー照射後1週間の状態.

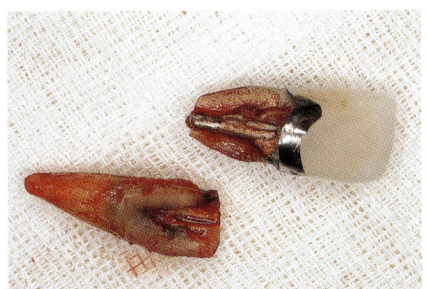

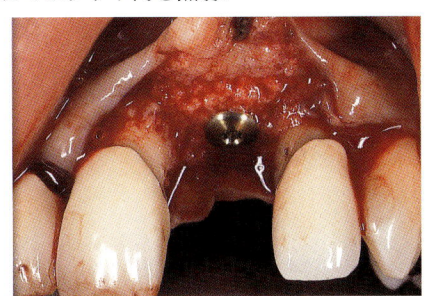

図6　患歯は破折しており，抜歯と診断した.

図7　上顎左側中切歯抜歯後，インプラントを埋入した.

の種類（波長），照射出力密度（単位面積当たりのワット数：W/cm^2），照射時間，照射密度などが組織反応に関与し，生体側の因子として水，空気，色素などの光学特性や熱特性が相互に関与する．

　レーザーの出力はワット（W）で表示されるが，生体組織に照射されたときの影響を評価するには，照射エネルギー量として，

熱量（joule）＝出力×照射時間（秒）

により算出する．また，生体組織の熱によるタンパク変性を引き起こさないレベルの弱いレーザー光を照射すると，生体刺激・活性効果（biostimulation effects）として作用する[4]．

　OPELASERは最小出力0.5Wから最大出力7Wの中出力から高出力レーザーに分類される炭酸ガスレーザーであり，HLLTおよびMLLTに活用でき，組織や病変部の切開，切除，気化・蒸散，凝固，止血，剥離などの目的に用いられる．

　レーザーを使用する利点は，組織断端の血管や神経，リンパ管を閉鎖でき，止血効果にすぐれ，術後の疼痛，腫脹などの症状が軽微なことである．しかし，過剰なエネルギー照射は治癒を遅らせたり，周辺組織の組織壊死をともなう予想外の損傷を惹起することも考えられるため，適正な条件のもとで使用すべきである．

　波長10.6μmの炭酸ガスレーザーであるOPELASERは，生体組織の水分によく吸収されるため，照射エネルギーの大部分は組織表層0.1〜0.2mmで吸収される．この際，照射部位表面の温度は約100〜1,500℃にまで上昇するものの，照射部位1mm直下においては約30℃の温度にまでエネルギーは減衰し，組織の熱変性は軽微である．したがって，デフォーカス（非焦点位：defocused beam）で皮膚，粘膜の表在性病変の気化・蒸散や凝固に用いたり（図3〜7），レーザーメスとしてフォーカス（焦点位：focused beam）で切開を行うと，炭化層，熱凝固層の少ないきわめてシャープな切開層を形成し，創の治

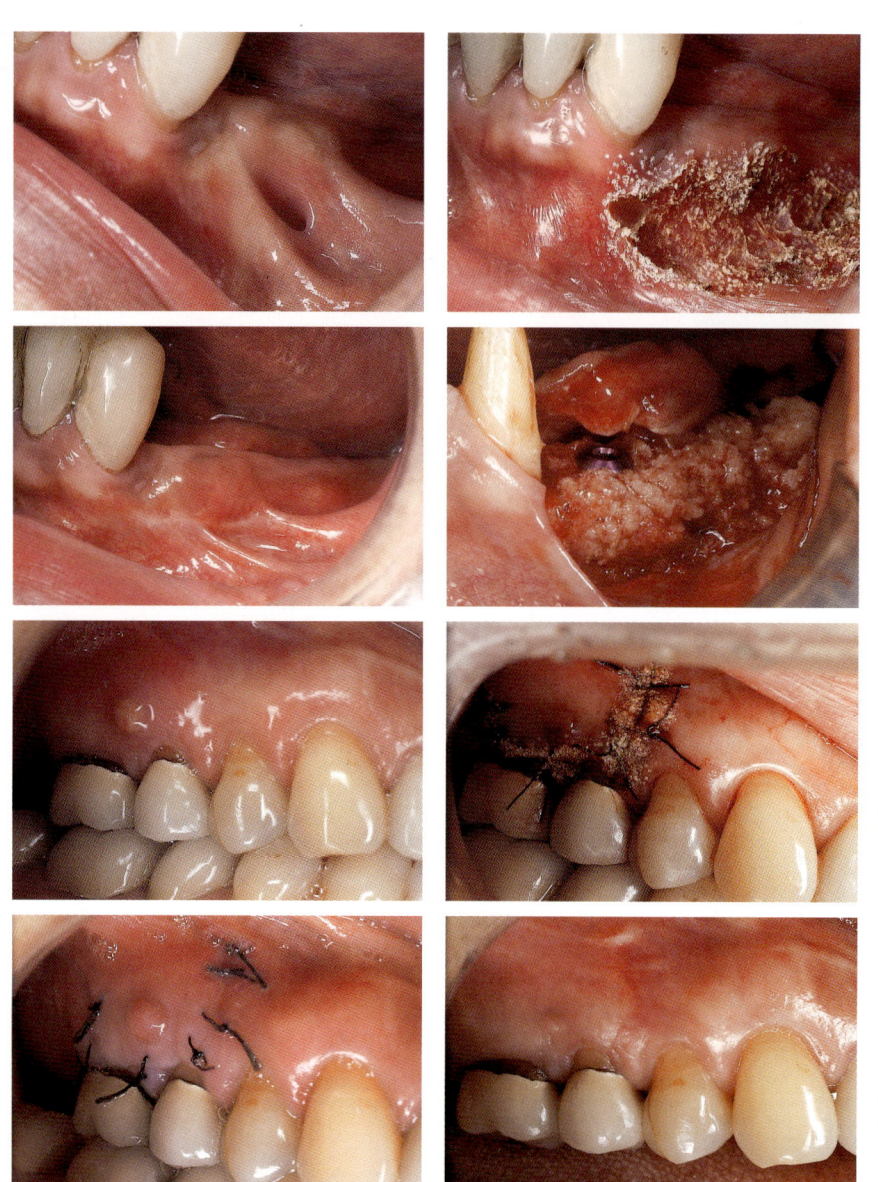

図8 下顎左側臼歯部頬小帯が歯槽頂部付近の高位に付着している．
図9 麻酔下にてプリセットキーSW1で切開後(HLLT)，創傷全体をSW2デフォーカスで照射(MLLT)．

図10 レーザー照射後1か月の状態．
図11 環境が整った後，インプラント埋入と自家骨移植を行う．

図12 初診時の状態．右側第一大臼歯頬側近心根部に膿瘍が認められる．
図13 右側第一大臼歯の根尖掻爬後．切開創をプリセットキーSW2デフォーカスで照射．MLLTにおけるレーザーウェルディングによる粘膜の閉創を意図した．

図14 レーザー照射後1週間の抜糸時．切開創は肉眼的に治癒しており，1週間もの縫合は不必要に思える．
図15 レーザー照射後1か月の状態．

癒経過も良好である(図8～11)．

また，移植外科手術において神経，血管の断端をレーザーウェルディングすることにより，吻合する方法として用いられていることから[4]，口腔内の小手術において縫合を省略できる可能性や切開線の瘢痕を早期に消失させる可能性も考えられる(図12～15)．

疼痛緩和や創傷治癒の促進には，He-NeレーザーやNd:YAGレーザーなどの低出力レーザーが用いられるが，筆者は炭酸ガスレーザーも低出力でデフォーカス照射を行えば，表層の疼痛緩和や創傷治癒の促進には有効であると考えている．膿瘍部に無麻酔下で炭酸ガスレーザー(OPELASERのプリセットキーSW2)をデフォーカス照射した後，フォーカス照射することで自壊排膿させることができるのはその代表的な例である．このような使い方をした場合に患者が強い痛みを訴えないことから，炭酸ガスレーザーには疼痛緩和や麻酔効果があるように思える．急な来院時，無麻酔下で膿瘍の開放(自壊)を短時間で行えるのは非常に便利である(図16～18)．

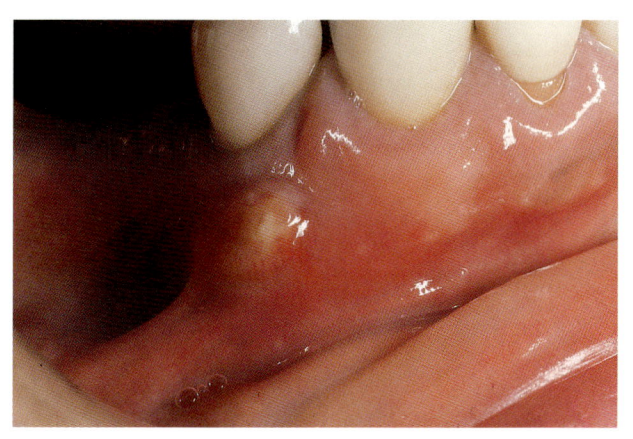

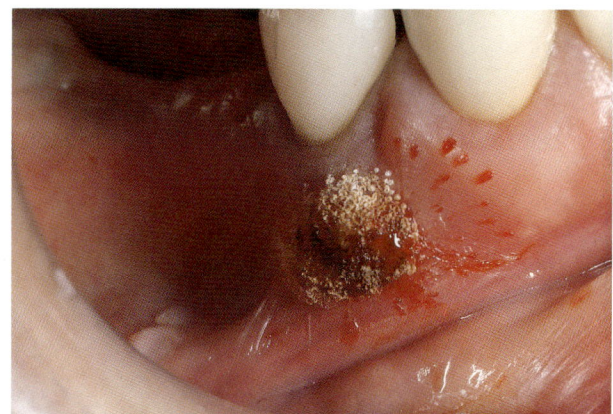

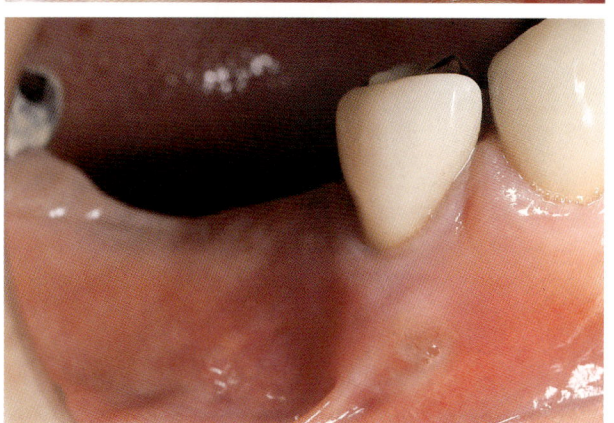

OPELASER(炭酸ガスレーザー)の適応症とその実際

図16	図17
	図18

図16 初診時の状態．下顎左側第一小臼歯部に膿瘍が認められる．
図17 無麻酔下にて表層をプリセットキーSW2にてデフォーカスでレーザー照射を行った(LLLT)後，フォーカスで照射を行う(HLLT)．
図18 レーザー照射1週間後．患歯は破折しており，抜歯後可徹性義歯の増歯を行った．

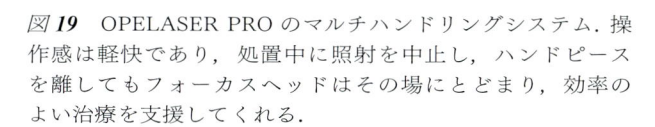

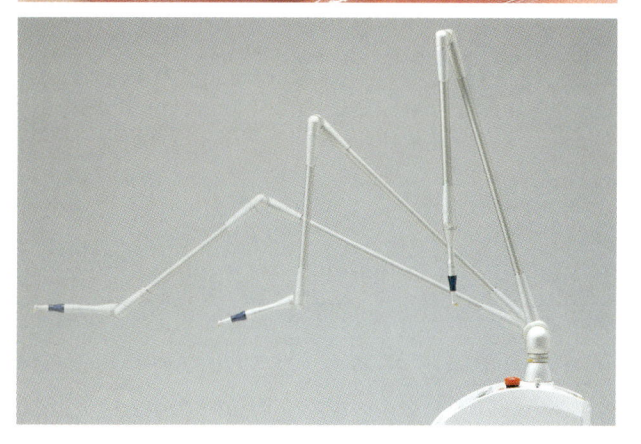

図19 OPELASER PRO のマルチハンドリングシステム．操作感は軽快であり，処置中に照射を中止し，ハンドピースを離してもフォーカスヘッドはその場にとどまり，効率のよい治療を支援してくれる．

2．OPELASER の操作性

　OPELASER PRO は，従来の重りによるバランス機構ではなく，新たに開発されたマルチハンドリングシステム(*図19*)により，操作感は軽快であり，処置中に照射を中止し，ハンドピースを離してもフォーカスヘッドはその場にとどまるなど，効率のよい治療を支援してくれる．躯体は従来の機種に比較して約40％軽量化および小型化され，コントロールパネルもよく整理されていて操作性にすぐれている．

　また，術者の考えるさまざまな照射条件で使用することができるが，9パターンのパルスモードや4パターンのプリセットキーにより，初心者でも容易に臨床への導入が可能になっている．

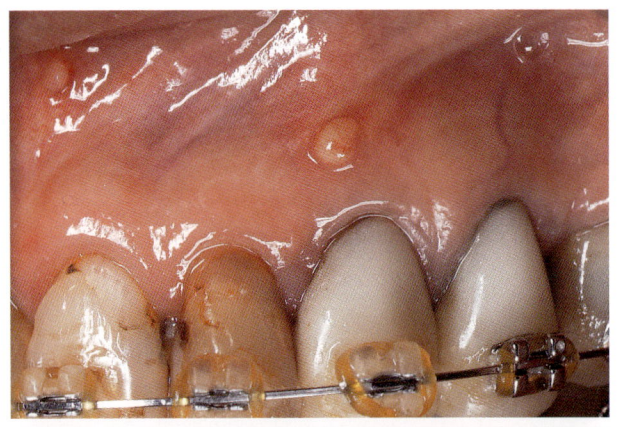

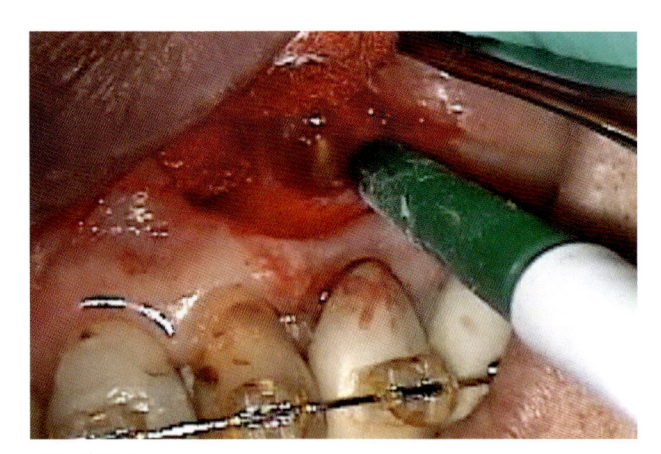

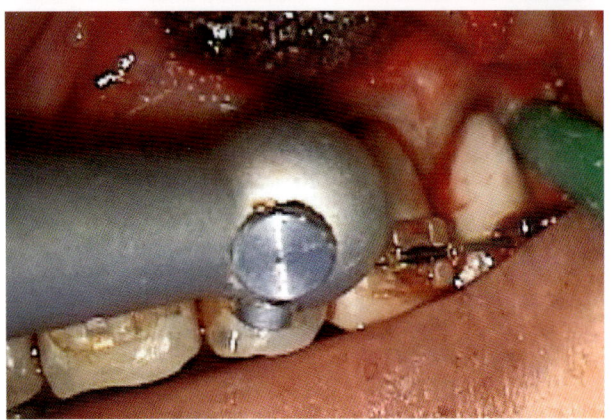

図20 矯正治療中に上顎左側犬歯根尖部に膿瘍を認める．
図21 根尖膿胞と診断し，通法に従い膿胞摘出と歯根端切除を行う．
図22 掻爬後，骨空洞を骨由来の血液で満たし，デフォーカスでレーザー照射を行う（LLLT）．

3．OPELASER 使用の注意点

　生体への傷害としては，眼と皮膚があげられる．眼に傷害を与える可能性のある出力は0.5W 以上といわれているが（日本レーザー医学会），眼への傷害対策としては，保護眼鏡を術者のみならず介補者，患者にも必ず装着させる．暗い治療室の環境下においては，瞳孔が散大して眼へ入る光線量が増加するので，傷害の危険性が高くなる．このため，治療室の照明はできるだけ明るくする．皮膚に対する傷害は，吸収されるエネルギー量により，皮膚の紅斑，水疱形成，壊死などを引き起こす．誤照射による皮膚への直接的曝露のみならず，金属製機具への反射光，散乱光にも注意し，手袋の着用により防護する．患者には術野周囲を被い布で被覆して皮膚傷害を避ける．また，口腔領域は複雑な解剖特性を有しており，治療目的以上の過剰照射にならないように適正な照射条件下で使用する．

　高出力条件下で切開，気化・蒸散すると，組織片が飛散したり，煙霧，焼煙が発生する．病変組織には腫瘍細胞や病原微生物が含まれていることもあり，細胞播種による発癌や感染伝播の可能性も否定できない．したがって，吸引を確実に行うとともに，術者，介補者はマスクを着用し，これらを吸い込まないようにする．

　笑気鎮静法や全身麻酔中においては，挿管チューブに誤照射すると，混合ガスに引火，爆発を引き起こす危険性がある．炭酸ガスレーザーであるOPELASER は水分によく吸収されるため，湿ったガーゼでチューブを被い防護する．また，消毒用エタノールなどの引火・爆発の可能性のある揮発性薬品や物品を周囲に常置しないように配慮する[4]．

4．臨床例

　患者は62歳，女性．矯正治療中に上顎左側犬歯根尖部に膿瘍を認める（図20）．来院時には無麻酔下に

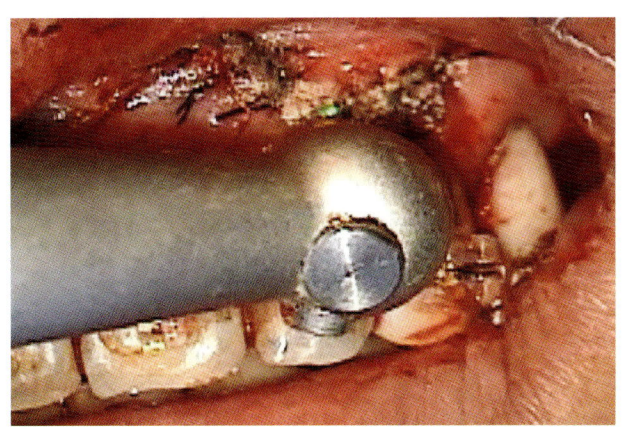

OPELASER（炭酸ガスレーザー）の適応症とその実際

図23　切開部の断端をデフォーカスでレーザー照射を行う（LLLT）．

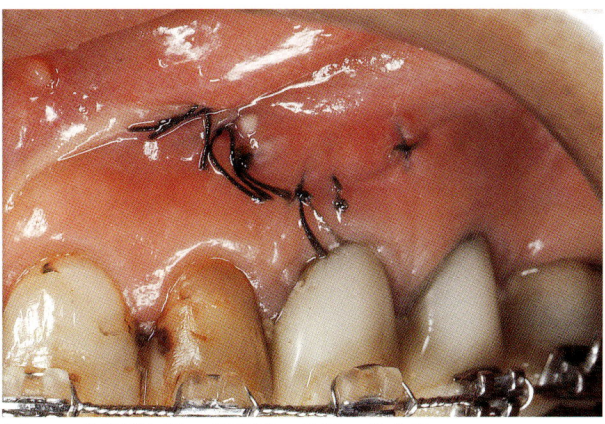

図24　歯根端切除1週間後の状態．抜糸時．

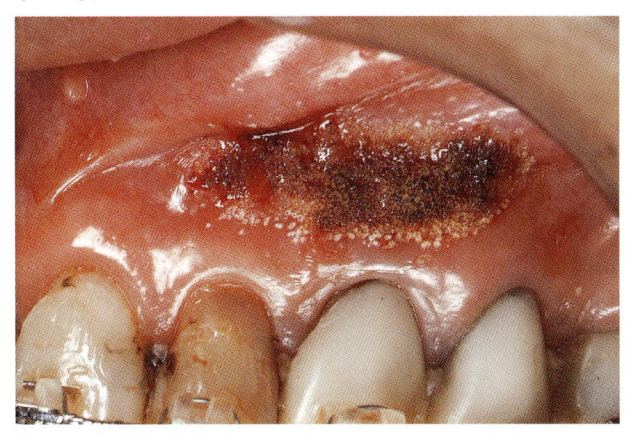

図25　抜糸後，無麻酔下でプリセットキーSW2にてレーザー照射を行う．

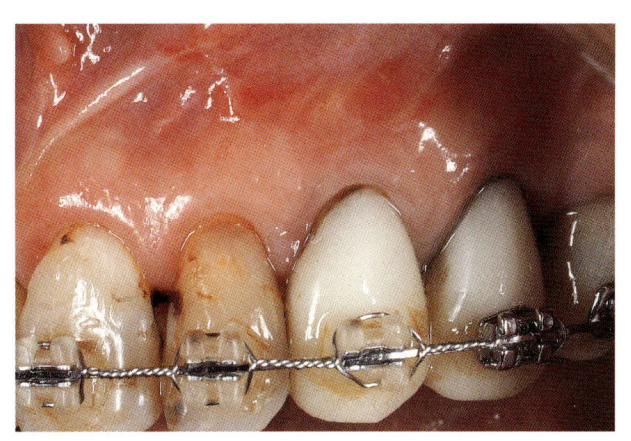

図26　歯根端切除10日後の状態．

て表層をプリセットキーSW2にてデフォーカスでレーザー照射を行った（LLLT）後，フォーカスで照射を行い（HLLT），自壊排膿させた．病因は上顎左側犬歯の根尖膿胞と診断し，2週間後に通法に従い膿胞摘出と歯根端切除を行った（図21）．掻爬後，骨空洞を骨由来の血液で満たし，デフォーカスでレーザー照射を行った（LLLT：図22）．これは硬組織由来の血液中間葉細胞の活性化と創傷治癒の促進を期待したものであり，充満した血液の表層部には止血効果もある．

つぎに，剥離した粘膜を通法に従い縫合し，切開部の断端をレーザーウェルディングすることにより吻合する目的で，切開線に従いデフォーカスでレーザー照射を行った（LLLT：図23）．1週間後の創部（図24）を観察すると，早期の抜糸が可能であるばかりではなく，非可動域ではレーザーウェルディングのみで縫合の必要性もないようにも思える．抜糸後，瘢痕を早期に消失させる目的のため，無麻酔下でプリセットキーSW2にて照射を行った（図25, 26）．

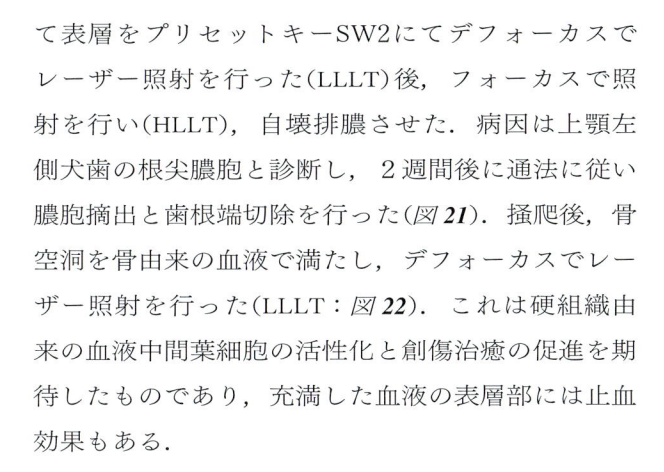

参考文献

1. Mainman TH. Stimulated optical radiation in ruby. Nature 1960；187：493.
2. 大城俊夫．解説—2つのレーザー治療．医工学治療 1999；11（1）：257-268.
3. 渥美和彦，荒瀬誠治，大城俊夫，中島龍夫，編．皮膚科・形成外科医のためのレーザー治療．東京：メジカルビュー社，2000．
4. 野間弘康，瀬戸晥一，編．標準口腔外科学．東京：医学書院，2004．
5. Miserendino LJ, Pick RM，津田忠政，津田忠政監訳．Lasers in Dentistry．東京：クインテッセンス出版，2004．

レーザーの原理から臨床、その可能性を理解するには最適な一冊!!

Leo J. Miserendino / Robert M.Pick / 津田 忠政 監著

津田 忠政 監訳

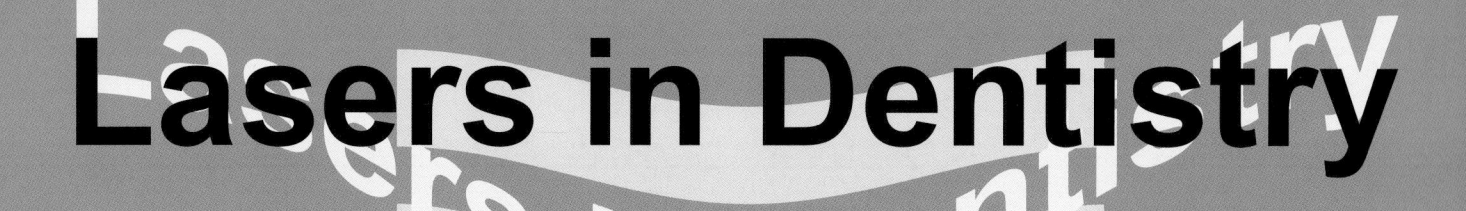

Lasers in Dentistry

PART I　レーザー歯科学の科学的基盤
第1章　レーザー歯科学の歴史と発展
第2章　レーザー物理学
第3章　生体組織とレーザーの相互作用
第4章　歯の硬組織に対するレーザーの作用
第5章　歯髄に対するレーザー作用

PART II　歯科におけるレーザーについての実践的考察
第6章　歯科診療におけるレーザーの安全性
第7章　外科技法

PART III　歯科用レーザーを用いた臨床応用の潮流
第8章　アルゴンレーザーの臨床応用
第9章　CO_2レーザーの臨床応用
第10章　口腔硬組織と軟組織に対するEr：YAGレーザーの作用
第11章　半導体レーザーの臨床
第12章　エキシマレーザーの臨床と調査研究
第13章　Nd：YAGレーザーの臨床応用
第14章　Er, Cr：YSGGレーザーの臨床
第15章　生体刺激と光力学療法

●サイズ：A4判変型　●208ページ　●定価：11,550円（本体11,000円・税5％）

クインテッセンス出版株式会社
〒113-0033　東京都文京区本郷3丁目2番6号　クイントハウスビル
TEL 03-5842-2272(営業)　FAX 03-5800-7592　http://www.quint-j.co.jp/　e-mail mb@quint-j.co.jp

INDEX

- 116 有限会社ウェイブレングス
- 117 長田電機工業株式会社
- 118 株式会社 松風
- 119 株式会社デニックス・インターナショナル
- 120 パナソニック デンタル株式会社
- 121 HOYAフォトニクス株式会社
- 122 株式会社モリタ
- 123 株式会社ヨシダ

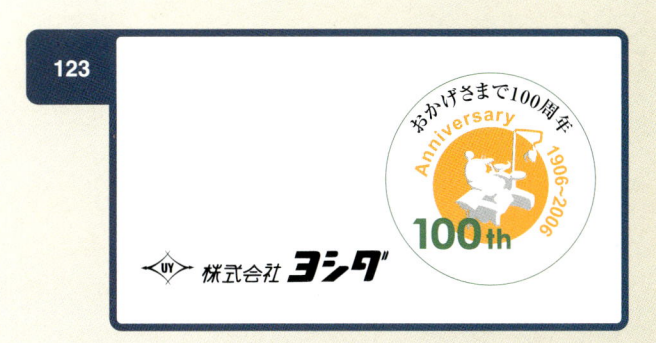

PowerLase ST4

Nd:YAGレーザー

- **製造元**
  LaresResearch（米国）
- **販売元**
  有限会社ウェイブレングス
- **問い合わせ先**
  有限会社ウェイブレングス
  〒108-0073　東京都港区三田3-7-16　御田八幡ビル5F
  TEL.03-5439-4919　FAX.03-5439-4918
  http://www.wavelengths.jp
  e-mail: laser@wavelengths.jp

- **製品仕様**
  - ①レーザーの種類　：　Nd:YAGレーザー
  - ②波長および領域　：　1,064nm
  - ③最大出力　：　4W
  - ④パルス幅　：　110マイクロ秒
  - ⑤ファイバー　：　オプティックファイバー　200μm・320μm
  - ⑥外形寸法　：　W360×D470×H240mm
  - ⑦質量　：　14kg
  - ⑧特長　：　従来のNd:YAGレーザーの性能をそのままコンパクトにしました．また，コストパフォーマンスにもすぐれた機種です．

オサダ ライトサージ3000，オサダ エルファイン400

半導体（GaAlAs）レーザー，Er：YAG（エルビウムヤグ）レーザー

- **製造元**
    長田電機工業株式会社
- **販売元**
    長田電機工業株式会社
- **問い合わせ先**
    長田電機工業株式会社
    〒141-8517　東京都品川区西五反田5-17-5
    TEL.03-3492-7651　FAX.03-3492-7506
    http://www.osada-electric.co.jp

- **製品仕様**

    ①レーザーの種類　：　ライトサージ3000…半導体（GaAlAs）レーザー
    　　　　　　　　　　　エルファイン400…Er：YAG（エルビウムヤグ）レーザー
    ②波長および領域　：　ライトサージ3000…810nm±20nm，エルファイン400…2.94μm
    ③最大出力　　　　：　ライトサージ3000…3.0W，エルファイン400…4W
    ④パルス幅　　　　：　―
    ⑤ファイバー　　　：　ライトサージ3000…チップ・カバー装着型プローブ（LPTC3-400），先端チップ（石英ファイバーチップ　サファイアチップ），石英ファイバー　コア径600μm、400μm、300μm
    　　　　　　　　　　　エルファイン400…先端チップ（石英ファイバーチップ，サファイアチップ）
    ⑥外形寸法　　　　：　ライトサージ3000…W177×D345×H247mm
    　　　　　　　　　　　エルファイン400…W290×D530×H920mm
    ⑦質量　　　　　　：　ライトサージ3000…11.7kg
    　　　　　　　　　　　エルファイン400…本体70kg，レーザプローブ375g
    ⑧特長　　　　　　：　ライトサージ3000…使いやすさを追求！メモリー機能が標準装備です．効能・効果は口腔内軟組織における止血・切開・凝固・蒸散．
    　　　　　　　　　　　エルファイン400…最大平均出力4W，繰り返し周波数最大25Hz（400mJ時は10Hz）と高く，効率よく効果的な治療が行える硬組織専用レーザです．

ネオキュア7200，ネオキュア ハイパー，ネオキュアマルチ

Nd:YAGレーザー

- **製造元**
  株式会社ソキアテクニカル
- **販売元**
  株式会社 ソキアメディカル
- **総代理店**
  株式会社松風
- **問い合わせ先**
  株式会社松風
  〒605-0983　京都府京都市東山区福稲上高松町11
  TEL.075-561-1112
  http://www.shofu.co.jp
  e-mail: webmaster@shofu.co.jp

- **製品仕様**
  - ①レーザーの種類　：　Nd:YAGレーザー
  - ②波長および領域　：　1,064nm（赤外線不可視光）
  - ③最大出力　：　ネオキュア7200，ネオキュア ハイパー…7.2W
  　　　　　　　　　ネオキュアマルチ…4.0W
  - ④パルス幅　：　90μs
  - ⑤ファイバー　：　エア同軸樹脂コーティングフレキシブル石英ファイバー320μm（標準）
  - ⑥外形寸法　：　ネオキュア7200，ネオキュア ハイパー…W320×D560×H760mm
  　　　　　　　　　ネオキュアマルチ…本体部：W417×D539×H686，ポート部（専用カート含む）：W300×D320×H796mm
  - ⑦質量　：　ネオキュア7200，ネオキュア ハイパー…43kg
  　　　　　　　ネオキュアマルチ…60kg（本体部）
  - ⑧特長　：　軽くて柔軟なファイバー．患部冷却用エア供給機能搭載．操作性を追求しました．

インパルス デンタルレーザー

Nd:YAGレーザー

- **製造元**
  インサイシブ社（米国）
- **販売元**
  株式会社デニックス・インターナショナル
- **問い合わせ先**
  株式会社デニックス・インターナショナル
  〒151-0051　東京都渋谷区千駄ヶ谷1-7-16
  TEL.03-5775-0515　FAX.03-5775-0571
  Http://www.denics.co.jp
  e-mail: info@denics.co.jp

- **製品仕様**
  - ①レーザーの種類　：Nd:YAGレーザー
  - ②波長および領域　：1,064nm
  - ③最大出力　：6w
  - ④パルス幅　：5〜100Hz
  - ⑤ファイバー　：石英ファイバー320μm（スタンダード），200μm，400μm
  - ⑥外形寸法　：W335×D356×H815mm
  - ⑦質量　：17.5kg
  - ⑧特長　：Nd:YAGレーザーは，パルス発振でほとんどの臨床において無麻酔で治療が可能である．

PanalasCO5Σ, Mobile LaserCO5Σ

CO_2（炭酸ガス）レーザー

- **製造販売元**
  松下電器産業株式会社
- **販売元**
  パナソニックデンタル株式会社
- **問い合わせ先**
  パナソニックデンタル株式会社
  〒564-0062　大阪府吹田市垂水町3-25-13
  TEL.06-6386-2901　FAX.06-6385-7064
  http://panasonic.co.jp/healthcare/dental/

- **製品仕様**
  - ①レーザーの種類　：　CO_2（炭酸ガス）レーザー
  - ②波長および領域　：　10.6μm
  - ③最大出力　：　5W
  - ④パルス幅　：　CW RPT SP Σ（4種類のモード）
  - ⑤ファイバー　：　AgCl/AgBr　フレキシブル結晶ファイバ
  - ⑥外形寸法　：　PanalasCO5Σ…W270×D320×H775（土台含む）
    Mobile LaserCO5Σ…W280×D360×H850（土台含む）
  - ⑦質量　：　PanalasCO5Σ…約19kg，Mobile LaserCO5Σ…約28kg
  - ⑧特長　：　PanalasCO5Σ…フレキシブル結晶ファイバ搭載により口腔内の操作にすぐれた炭酸ガスレーザーです．SPモードの他にΣモードも搭載され，よりソフトな治療が可能になりました．
    Mobile LaserCO5Σ…炭酸ガスレーザーでは世界初となるバッテリー搭載方式のコードレスレーザー．従来のΣモード・フレキシブル結晶ファイバ搭載の他，照射タイマー機能やパワーチェックペーパーが搭載されて操作も簡単．ユニバーサルデザインを用いて院内の色調にもマッチし，デザイン性もすぐれています．

デントライト

Er:YAG(エルビウムヤグ)レーザー

- **製造元**
  HOYAフォトニクス株式会社
- **販売元**
  HOYAフォトニクス株式会社
- **問い合わせ先**
  HOYAフォトニクス株式会社
  〒104-0042　東京都中央区入船2-3-7　COMODO TAKAFUKUビル3F
  TEL.03-5541-6252　FAX.03-5541-6255
  http://www.hoyaphotonics.com
  e-mail: dental@hoyaphotonics.co.jp

- **製品仕様**
①レーザーの種類	:	Er:YAG(エルビウムヤグ)レーザー
②波長および領域	:	2.94μm
③最大出力	:	350mJ
④パルス幅	:	3Hz, 10Hz
⑤ファイバー	:	光ファイバー
⑥外形寸法	:	W260 x D514 x H732mm(ハンドル含まず)
⑦質量	:	43kg
⑧特長	:	光と水の作用で歯周, う蝕, 歯肉の治療に使用でき, ストレスの少ない治療が可能です.

アーウィン アドベール

Er:YAG(エルビウムヤグ)レーザー

- **製造販売元**
  - 株式会社モリタ製作所
- **販売元**
  - 株式会社モリタ
- **総代理店**
  - 株式会社モリタ
- **問い合わせ先**
  - 株式会社モリタ
  - 大阪本社　〒564-8650　大阪府吹田市垂水町3-33-18　TEL.06-6380-2525
  - 東京本社　〒110-8513　東京都台東区上野2-11-15　TEL.03-3834-6161
  - http://www.dental-plaza.com

- **製品仕様**
  - ①レーザーの種類　：　Er:YAG(エルビウムヤグ)レーザー
  - ②波長および領域　：　2.94μm
  - ③最大出力　：　10pps/
    - 　　1〜10pps:30〜350mJ
    - 25pps/
    - 　　1〜10pps:30〜350mJ
    - 　　20pps:30〜150mJ
    - 　　25pps:30〜 70mJ
  - ④パルス幅　：
  - ⑤ファイバー　：　特殊中空ファイバー
  - ⑥外形寸法　：　W255×D500×H730mm(操作パネル,ハンドル含まず)
  - ⑦質量　：　約69kg
  - ⑧特長　：　多彩なコンタクトチップで硬組織疾患から歯周疾患,軟組織疾患までの処置が可能です.

オペレーザーPRO

CO_2（炭酸ガス）レーザー

- **製造元**
  株式会社吉田製作所
- **販売元**
  株式会社ヨシダ
- **問い合わせ先**
  株式会社ヨシダ
  〒110-8507　東京都台東区上野7-7-9
  TEL.03-3845-2941（診療機器部直通）　FAX.03-3845-2948
  http://www.yoshida-dental.co.jp
  e-mail: webadmin@yoshida-dental.co.jp

- **製品仕様**
  - ①レーザーの種類　：CO_2（炭酸ガス）レーザー（クラス4）
  - ②波長および領域　：10.6μm
  - ③最大出力　：7W
  - ④パルス幅　：
  - ⑤ファイバー　：
  - ⑥外形寸法　：床面積W294×D370mm　H825mm
  - ⑦質量　：25kg
  - ⑧特長　：集光性能にさらに磨きをかけたPROはドクターの思い描く緻密でハイクオリティーな治療を実現できます．

NEOCURE

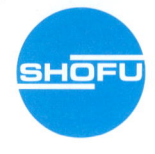

SOKKIA neocure

使いやすさを追求！エア冷却機能搭載のパルスNd:YAGレーザシステム

高度管理医療機器 20900BZZ00631
特定保守管理医療機器　設置管理医療機器

ネオキュア 7200
熱作用が少ないNd:YAGレーザ
早い立ち上がり、2〜3秒

〈本体〉¥5,400,000
〈付属品セット〉¥350,000

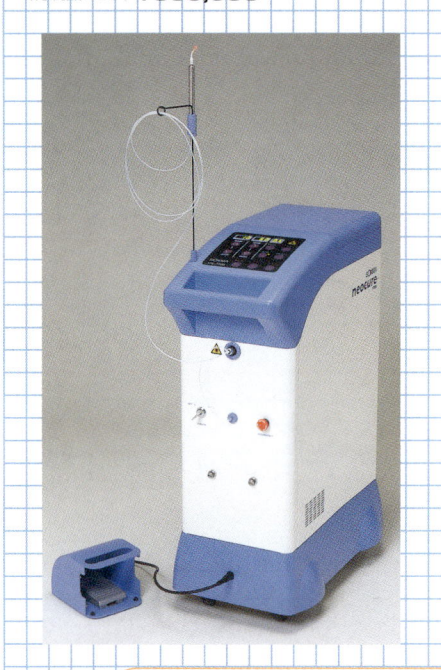

高度管理医療機器 21500BZZ00577
特定保守管理医療機器　設置管理医療機器

ネオキュア ハイパー
ハイパワー400mJ!!
シングルパルスモードを採用

〈本体〉¥6,450,000
〈付属品セット〉¥350,000

高度管理医療機器 21200BZZ00695
特定保守管理医療機器　設置管理医療機器

ネオキュアマルチ
レーザ1台を
3〜6台のユニットで共有

〈本体〉
- 3ポート……………¥8,750,000
- 4ポート……………¥9,130,000
- 5ポート……………¥9,510,000
- 6ポート……………¥9,890,000

〈付属品〉ポート数に応じた付属部品が必要です。

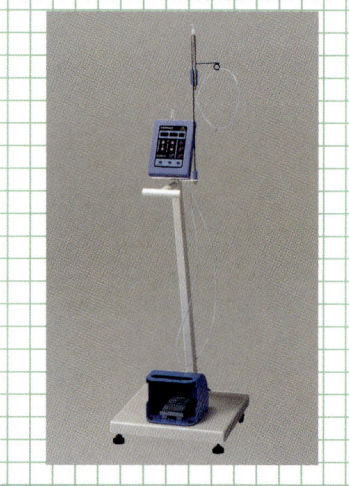

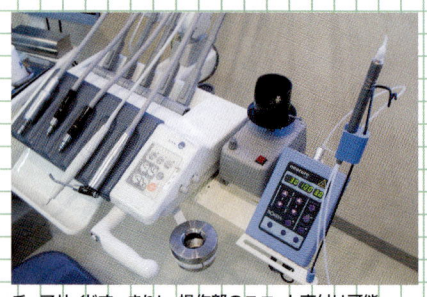

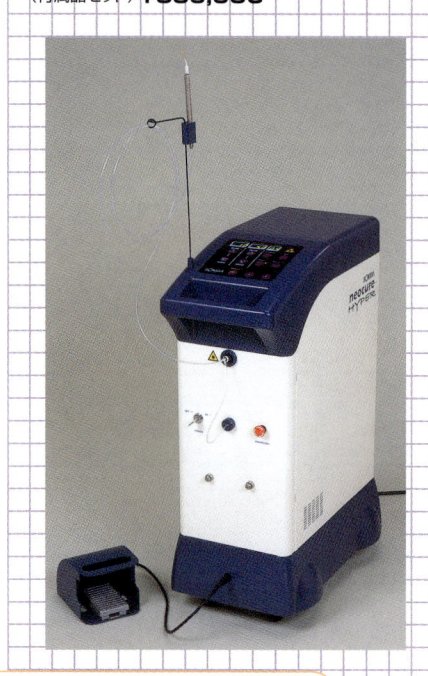

しなやかなハンドリング、自由なレーザ照射

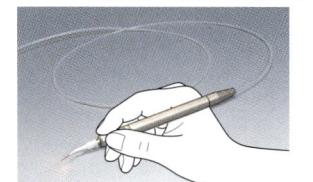

チェアサイドすっきり！　操作部のユニット直付け可能

セレクトカラー

ネオキュア 7200／ネオキュア ハイパー
診療室、チェアにマッチするカラーバリエーション

色調：7200／グレー・バイオレット・オレンジイエロー
　　　ハイパー／グレー・バイオレット・オレンジイエロー・ブルー（7200同一色）

カラーリングオプション料金…¥70,000

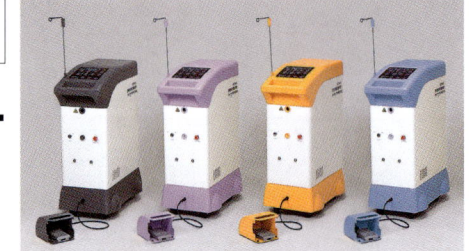

グレー　バイオレット　オレンジイエロー　ブルー

※ご使用に際しては付属品が必要です。また、設置費用のご負担が必要になります。
※ネオキュアマルチの複数ユニットでの同時使用はできません。また、ユニット直付けには別途工事費が必要です。
※価格は2006年3月現在の標準医院価格（消費税抜き）です。

製品の説明・デモンストレーションなどのご希望は株式会社 松風までお気軽にお申し付けください。

製造販売元　**株式会社 ソキアテクニカル**

販売元　世界の歯科医療に貢献する　**株式会社 松風**

●本社：〒605-0983京都市東山区福稲上高松町11・TEL(075)561-1112(代)
●支社：東京(03)3832-4366 ●営業所：札幌(011)232-1114／仙台(022)299-2332／名古屋(052)709-7688／大阪(06)6252-8141／福岡(092)472-7595

http://www.shofu.co.jp

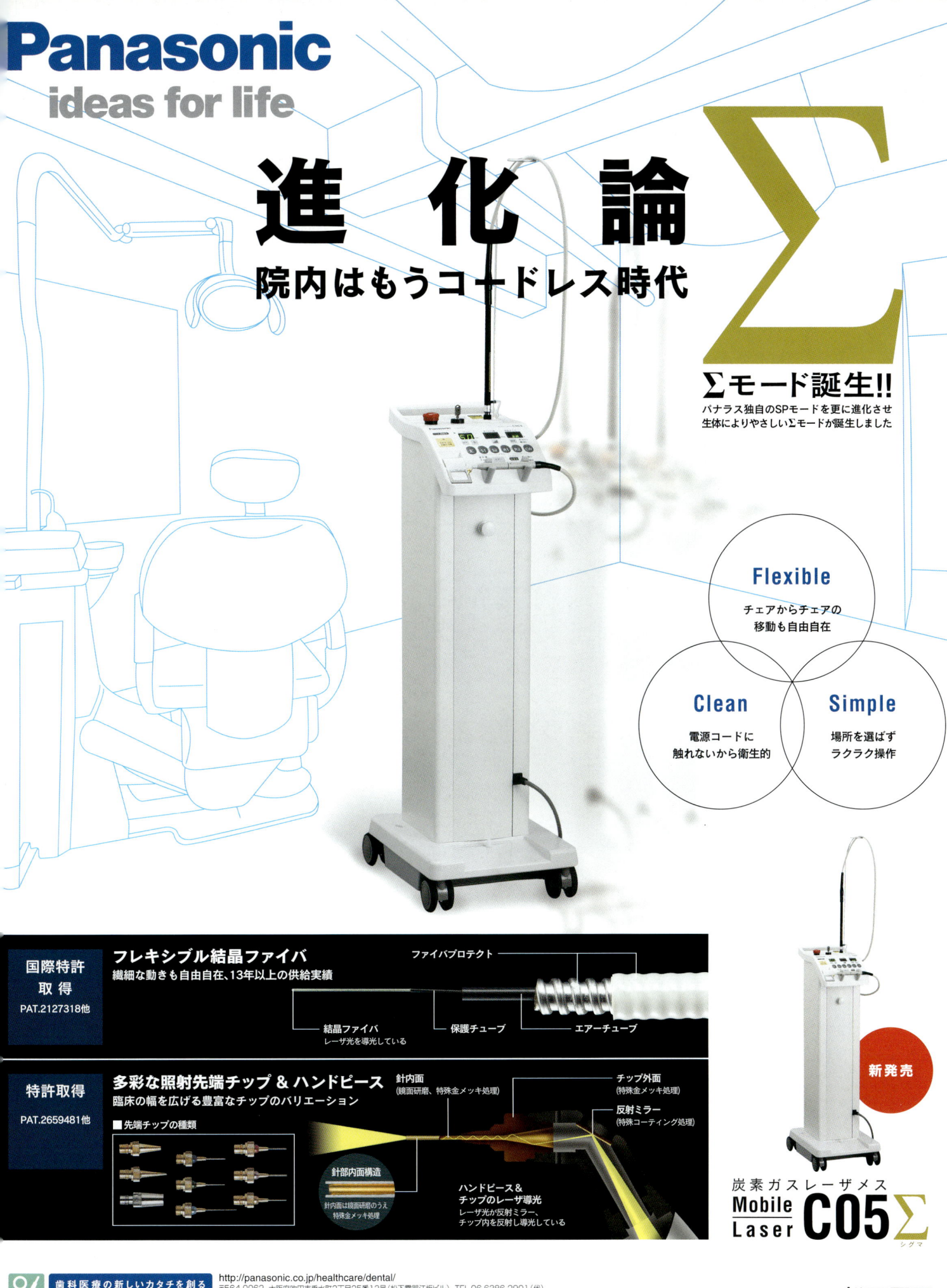

Panasonic
ideas for life

進化論
院内はもうコードレス時代

Σ

Σモード誕生!!
パナラス独自のSPモードを更に進化させ
生体によりやさしいΣモードが誕生しました

Flexible
チェアからチェアの
移動も自由自在

Clean
電源コードに
触れないから衛生的

Simple
場所を選ばず
ラクラク操作

新発売

炭素ガスレーザメス
Mobile Laser C05 Σ
シグマ

国際特許取得
PAT.2127318他

フレキシブル結晶ファイバ
繊細な動きも自由自在、13年以上の供給実績

- 結晶ファイバ(レーザ光を導光している)
- 保護チューブ
- エアーチューブ
- ファイバプロテクト

特許取得
PAT.2659481他

多彩な照射先端チップ & ハンドピース
臨床の幅を広げる豊富なチップのバリエーション

■ 先端チップの種類

- 針内面(鏡面研磨、特殊金メッキ処理)
- チップ外面(特殊金メッキ処理)
- 反射ミラー(特殊コーティング処理)
- 針部内面構造：針内面は鏡面研磨のうえ特殊金メッキ処理
- ハンドピース＆チップのレーザ導光：レーザ光が反射ミラー、チップ内を反射し導光している

歯科医療の新しいカタチを創る パナソニック デンタル株式会社

http://panasonic.co.jp/healthcare/dental/
〒564-0062 大阪府吹田市垂水町3丁目25番13号(松下電器江坂ビル) TEL.06-6386-2901(代)
北海道営業所 電話011(746)3733　東海営業所 電話052(324)6780　広島営業所 電話082(295)6720
首都圏営業所 電話03(3295)0801　近畿営業所 電話06(6386)0489　九州営業所 電話092(712)9017

松下電器

HOYA

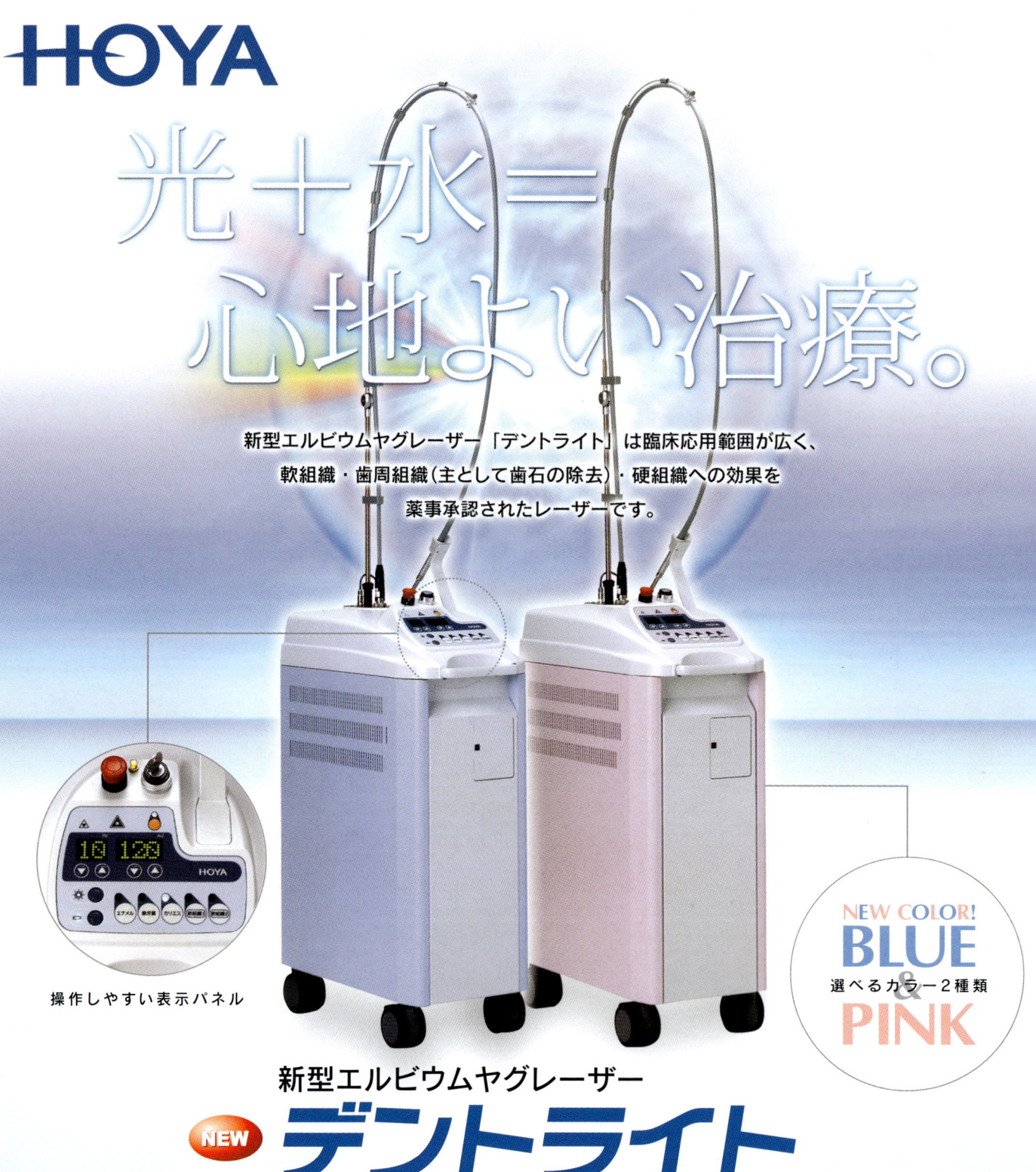

光＋水＝心地よい治療。

新型エルビウムヤグレーザー「デントライト」は臨床応用範囲が広く、軟組織・歯周組織（主として歯石の除去）・硬組織への効果を薬事承認されたレーザーです。

操作しやすい表示パネル

NEW COLOR!
BLUE & **PINK**
選べるカラー2種類

新型エルビウムヤグレーザー
NEW デントライト

医療用具承認番号　21100BZZ00623000

レーザーで人にやさしい治療を。

1 光と水で硬組織と軟組織の両方に対応
歯肉切除などの軟組織治療のほか、レジン充填可能な窩洞形成や歯石除去に使用でき、幅広い臨床応用が可能です。

2 患者のストレスを大幅に軽減
不快な切削音や振動が極めて少ないこと、また痛みが少ない治療が可能なことから、治療時の患者のストレスが大幅に緩和されます。

3 スムーズな操作性
さらにフレキシブルになったファイバーで、口腔内のアプローチが容易になりました。また軽量＆コンパクトなボディーは設置と移動が楽に行えます。

商品に関するお問い合わせは
0120-533-418
URL http://www.hoyaphotonics.com

HOYAフォトニクス株式会社

当社は、「医療機器における品質マネジメントシステムの国際規格」ISO13485の審査を受け認証を取得いたしました。
登録番号：Q1N 05 04 54762 001
登録日：2005年4月15日

H-B-TSO-001 280×210

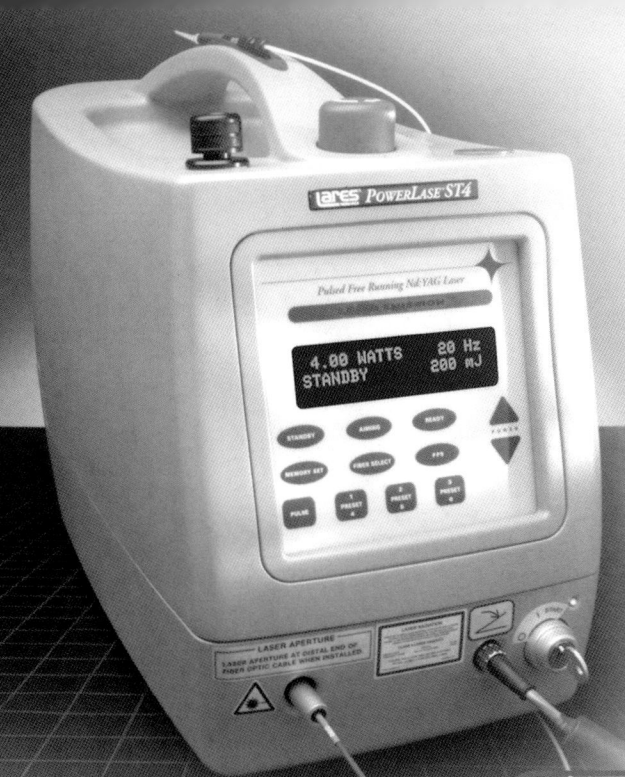

これなら買えるね。

『待ってて良かった』

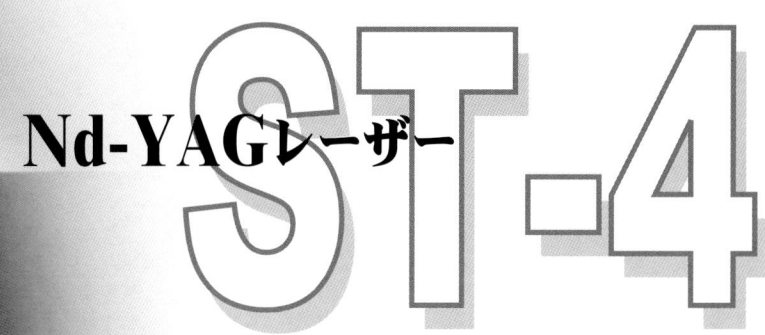

ST-4

Nd-YAGレーザー

医療用具承認番号
21000BZY00276000

Wavelengths社はレーザー専門のスタッフがそろっていますので安心です。

２波長レーザーにご興味ある歯科医院様へのアンケート調査のお願いです。

欧米では、１台でエルビウムに加えてもう一つの波長をプラス出来る時代です。
先生はどの組み合わせが良いとお考えですか？ ご意見を是非お聞かせ下さい。

近未来の歯科医院をイメージしてください。
貴方はこの夢のような組み合わせで、どのタイプがお好きですか？

- Type A: エルビウム ＋ CO_2
- Type B: エルビウム ＋ Diode
- Type C: エルビウム ＋ Nd-YAG

（この写真はイメージ図です）

Erbium
CO_2
Diode
Nd-YAG

皆様からのメッセージが私たちのエネルギーになります。
アンケート用紙をご用意しておりますので、
この他の疑問についてもお気軽にお問合せ下さい。

アンケート用紙はお電話か
E-mailでお申込下さい。
すぐに送付いたします。

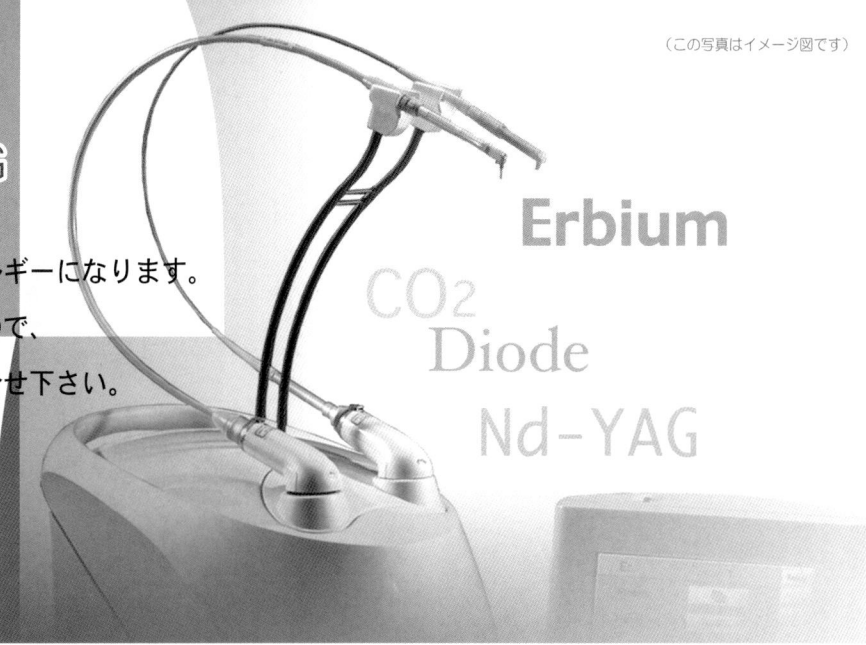

laser@wavelengths.jp

資料請求・商品に関するお問合せは
Wave Lengths Inc.
13BY6604
TEL:03-5439-4919
東京都港区三田3-7-16　御田八幡ビル5F

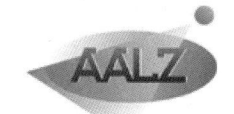

Er:YAG REVOLUTION
進化したレーザーを極めてみませんか?

AALZ (http://www.aalz.de)
(Aachener Arbeitskreis fur Laserzahnheilkunde)
-アーヘン歯科学研究所-

AALZは、1991年の創設以来、歯科用レーザー教育の先導役を果たしてきました。歯科用レーザー教育研究所としてはヨーロッパ初であり、歯科学研究でも高い評価を得ており、各国の多くのレーザー研究機関とレーザー企業との共同研究を進めています。主な活動分野は、臨床基礎研究、臨床調査、基礎的なレーザー開発です。AALZの目指すものは、高度臨床基準に基づく歯科用レーザーの研究と教育です。

□レーザー歯科学プログラム

Lasers in Dentistry

本プログラムの開講設立にあたり、ドイツレーザー歯科医学協会(DGL)、ヨーロッパ口腔レーザー応用協会(ESOLA)、ならびに国際レーザー歯学協会(ISLD)からのカリキュラムに関する要望、ガイドラインに沿うようにしました。
本プログラムは、歯科領域での新規マスタープログラムの条件を全て揃えた内容であるとともに、同時に専門医となることができます。

"Lasers in Dentistry"マスタープログラムは、アーヘン大学(ドイツ)の主催する、働きながら履修することのできる、モデュール方式の2年間コースです。レーザー装置の機能、レーザーを利用した治療方法に興味をもっている開業医が主たる対象者となります。

歯科医院で今後ますます需要拡大する治療・診断用レーザーの趨勢に合わせた理論的基盤を確実にしながら、実践的な使用方法を習得することを目指します。

◇講師陣
Prof.Dr.Gutknecht, Scientific Leader
Prof.Dr.Lampert, Patron and Head of the Clinic
ほか、内外多数の講師陣がプログラムを実施する。

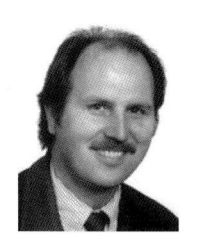

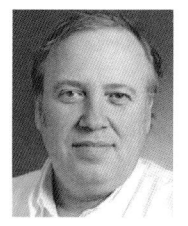

Prof.Dr.Gutknecht　　　Prof.Dr.Lampert

◇取得学位・資格
本プログラム修了者は、プロフェッショナル・マスター "Lasers in Dentistry"の学位、ならびにEU、UNESCOが取り組み始めたディプロマ・サプリメント*1が授与される。
すなわち本学位は国際的に認定された、大学の学位になります。

*1:ワシントンアコード加盟国(日本は暫定加盟国で、近年中に正式加盟を目指す)で正式認定される学位。レーザー歯学専門医と同等にみなされます。

Professional Master in "Lasers in Dentistry"

□短期海外ワークショップ

Er:YAGレーザー ワークショップ

エナメル質や骨などの硬組織の蒸散に優れた波長をもつEr:YAG(エルビウムヤグ)レーザーには、この短期間に著しい発展がみられました。水との同時使用はもちろんのこと、パルスピーク出力とパルス幅を大きく制御することが可能になり、つい最近までのEr:YAGの硬組織リアクションの概念を覆しました。

AALZでは、Er:YAGレーザーがもたらす画期的なレーザー治療を、データーに基づくプロトコルに従い、実習により習得します。

【開催場所・日程】
■場所
　アーヘン大学レーザー歯科学研究所(ドイツ)
■日程
　6日間(わりと自由に調整できます)
　内、ワークショップは3日間

【内容】
■Er:YAGレーザー　…2日間
　Er:YAGレーザーとNd:YAGレーザー／
　半導体レーザーとを補完的に使う方法　…1日間
　フリータイム、エクスカーション　…1日間
　機中泊　…2日間

【国内連絡先】AALZ JAPAN
〒920-1192　金沢市角間町金沢大学大学院自然科学研究科内
Tel：03-5531-0218　e-mail：info@aalz.jp